당신이 심전도를 읽지 못하는 이유 1

村川裕二 지음

이만영 감수

군자출판사

당신이 심전도를 읽지 못하는 이유 I

첫째판 인쇄 2013년 4월 20일
첫째판 발행 2013년 4월 30일

지 은 이 村川裕二
감 수 이만영
발 행 인 장주연
출판기획 김지은
편집디자인 김안나
표지디자인 김민경
발 행 처 군자출판사
등록 제 4-139호(1991. 6. 24)
본사 (110-717) 서울특별시 종로구 인의동 112-1 동원회관 BD 6층
전화 (02) 762-9194/5 팩스 (02) 764-0209
홈페이지 | www.koonja.co.kr

ISBN 978-89-6278-723-8
978-89-6278-726-9(세트)
정가 18,000 원

서문

「당신이 심전도를 읽지 못하는 진짜 이유」는 많은 독자를 얻었습니다.

대단히 감사하게 생각합니다.

뜻하지 않게 순환기과의 스페셜리스트도 읽어 주셨습니다.

「심전도를 올바르게 판독할 수 없어도, 그만한 선택을 할 수 있게 되는 것」을 목표로 하고 있습니다.

「올바르게 심전도를 판독할 수 있는 것」이 최종 목표가 아닙니다.

어두운 밤길에서도 손으로 더듬어 집까지 도착하기 위한 발상을 제안하고 싶었습니다.

「올바른 심전도 진단」에 집착하지 않는다니 "수수하다"라고 생각해 주시면 기쁘겠습니다.

2009년 10월

村川裕二(무라카와 유우지)

차 례

Chapter 01

당신이 심전도를 읽지 못하는 이유

당신이 심전도를 읽지 못하는 이유

A. 처음/노력에 비해 효과가 오르지 않는 심전도의 공부법

- 서점에 가면 영어회화와 다이어트에 관한 서적이 다양하게 진열되어 있습니다. 여러가지 형태로 출판되고 있는 것은 독자 대상의 모집단이 큰데다가 좀처럼 자신감을 가질 수 있기가 힘들기 때문일 것입니다.

- 심전도를 '단기간에 완벽하게 알게 된다.' 라고 하는 마법이 있으면 기쁘겠지만 유감스럽게도 아직 개발되고 있지 않습니다. 이것에 대해서, '아무리 공부해도 좀처럼 내 것이 되지 않는다.' 고 하는 방법이라면 많이 있습니다. 여기에서는 노력에 비해 효과가 오르지 않는 심전도의 공부법, 혹은 믿음에 대해서 이야기합니다.

□ 심독해 버린다

- A라고 하는 심전도 소견 → B라고 하는 병명
  C라고 하는 심전도 소견 → D라고 하는 병태
  … 라고 하는 관계가 있다고 합니다. 여기서, A와 B의 거리와 C와 D의 거리는 무엇을 보고 있는가에 따라 다릅니다.

- 예를 들면 부정맥이라면, 높은 감도와 특이도를 갖고 진단할 수 있습니다. 전기적인 현상에 대해 전기적 정보를 경유해서 판단하니까 그만한 정밀도가 있는 것도 당연합니다.

- 심에코를 이용해 발작성 상실성 빈맥인가 심방조동(atrial flutter)인가를 구별하려고 하면 웃음이 납니다. 심방과 심실이 흥분하는 타이밍이나 심실 수축의 주기성의 유무로 어느 정도 전망은 될지도

모릅니다만, 심에코는 형태와 움직임을 평가하는 검사이기 때문에 두말할 필요없이 부정맥의 진단에 적합하지 않습니다.

- 심전도는 부정맥 진단에 확신이 있기 때문에, 화살표의 거리가 짧습니다. 그에 비해 심전도에서는 심근 비대나 판막 질환에 의한 형태 이상이나 심근허혈은 '어느 정도' 판단할 수 있는 점에 머무릅니다. 또한 정밀도가 낮습니다.

- 심전도는 우선 무엇이든 처리해 버리므로, 자신 있는 대상과 서투른 대상이 있는 것을 잊기 쉽습니다. 그러므로 부지불식간에 능숙하지 못한 대상에서도 심독해 버립니다.

- 중요한 것은 심전도에 있어서 서투른 영역에 대해서 무턱대고 높은 정밀도를 요구하지 않는 것입니다. 심에코를 취하면, 좌심실의 벽이 두꺼운지 어떤지는 간단하게 알 수 있고 심근허혈도 생화학적인 어프로치가 가능합니다.

☐ 수치에 집착한다

- 심박수 60/분 미만을 서맥(bradycardia)이라고 부르는지, 50/분 미만을 서맥이라고 하는지는 책에 따라 가지각색입니다. 어느 쪽이라도 상관없지만, 신경쓰는 사람이 있습니다. 특히 학생들의 경우에 시험을 볼 때 불확실한 부분들을 확실히 해 주면 좋겠다는 요구가 있습니다.

- 그러나, 심전도에서 정량적인 기준을 묻는 것은 규칙 위반입니다. 만약, 어딘가의 학회가 제대로 된 수치 기준을 제시하고 있었다고 해도, 그것들은 하나의 기준에 불과합니다.

- QT 시간의 정상 범위는 남성과 여성에서 다릅니다. 심박수로 보정하는 식도 있지만, 높은 심박수에서는 정상에서도 QT 연장이라고 판단되기 쉽습니다.

- Torsades de pointes를 일으키는 QT 연장이라면, ST-T 부분에 인상적인 변화가 확인됩니다. QT 시간을 정확하게 측정하려고 해도 매 박자마다 제각각입니다. 만약, 10박자만큼의 QT 시간을 재서 평균치를 한다 해도 그것을 정확한 정보라고 말하지 않습니다. 애매하고 불안정한 파라미터에 대해서 세세한 눈금이 붙은 척도를 대어도 의미가 있는 정보는 얻을 수 없습니다.

□ 진단 기준을 필사적으로 기억한다

- 「무엇인가를 공부하자」라고 할 때 기초부터 부지런히 할 것을 권하는 것이 기본적인 방향입니다. 그런데, 심전도를 배울 때는 '우선 기초부터' 라고 하는 패턴을 반복해도 좀처럼 앞으로 나아가지 않습니다.

- 한 번 기초를 끝마치면, 점점 앞으로 나아가 주십시오. 되어가는 대로 해도 괜찮습니다. 한 장의 심전도라도 깊이는 있습니다. 그 심전도의 결과로부터 배우는 것은 즐거운 일이며, 필요하다면 기초적인 지식을 확인하게 되는 것에도 익숙해 질 것입니다.

- 진저리가 치지 않기 위해, 진단 기준을 기억하지 않는 것을 권합니다. 재미있지 않기 때문입니다. 예를 들면 좌심실 비대에는 여러 가지 진단 기준이 있습니다. 또한 각 차단 때는 다른 진단 기준도 있기때문에 머리가 아파옵니다.

- 그럼, 진단 기준은 '완전히 본 적이 없어도 괜찮은 것인가' 라고 한다면 그러한 의미는 아닙니다. 각각의 진단 기준은 생각의 힌트를 주어 좌심실비대의 진단 기준에 고전위와 ST-T 변화가 다루어지고 있으면, 거기가 주목해야 할 포인트인 것을 알 수 있습니다.

- 경험이 쌓이고 일부의 진단 기준을 잘 다룰 수 있게 되면, 그것은 그것으로써 중요한 지식입니다. 뭐든지 처음부터 통째로 암기만 하는 것은 비효율적인 것입니다.

- 흉부 전극의 V1이 우심실측에, V6가 좌심실측에 있는 것은 누구라도 알고 있습니다. 폐고혈압이 있어 우심실확대가 생기면 V1의 R파 혹은 R′파가 커집니다. 우심실의 심근 사이즈가 늘어나 그것에 의해 큰 전기 활동을 일으키면, 거리적으로 가까운 V1전극으로 캐치됩니다.

- 입체적인 심장을 이미지화할 수 있고, 전극이 각각의 부위에 있는 것의 의미를 의식하면 흥분의 확대가 저절로 보여집니다.

- 심실벽은 두껍고, 큰 전기가 발생하기 때문에 QRS가 P파보다 눈에 띄는 것은 자연스럽습니다. 직감으로 심전도를 읽는 것은 영어를 번역하는 일 없이 '영어를 영어인 채로 이해하는 것' 과 똑같습니다. 우각차단에서는 V1에서 rSr′ 패턴이라고 하는 문자로 기억하는 것이 아니라, 흥분파가 우심측에 얼굴을 향하는 타이밍이 늦는 것을 파형에서 느껴지도록 훈련하는 것입니다.

□ 상식을 살릴 수 없다

- 심장 질환을 잘 이해하게 되면 심전도 쪽에서 말을 걸어오며, 심전도가 보이게 됩니다. 이렇게 된다면 기쁘지만, 다른 일로 충분히 바쁜 당신에게 그렇게나 많은 부담을 요구할 수 없습니다.

- 심전도를 보고 중요한 것은 '정상적이지 않은 것을 알 수 있다'와 '다음에 무엇을 하면 좋을지 안다'라고 하는 것입니다. 정확한 진단은 할 수 없어도 「당황하지 않아도 괜찮다」라고만 할 수 있으면 진료가 훨씬 쉬워집니다.

- 그때에는 상식 이상의 것은 필요 없습니다. "심박수가 40/분이라도 새근새근 기분 좋은듯이 자고 있으므로, 병적인 서맥은 아니다."라든가, "87세의 남성 환자의 QT 시간이 조금 정상치를 넘고 있다고 해서 선천성 QT 연장증후군의 걱정을 할 필요는 없다."라고 하는 것은 꽤 초보적인 발상입니다.

- 지식이나 경험을 보충하는 것은 '상식'입니다. 신의 조화와 같은 통찰을 요구하는 것이 아니라 일반인도 알 수 있는 논리를 구사해 주십시오.

□ 임상의 심전도와 교과서의 심전도의 차이를 의식하고 있지 않다

- 심전도의 교과서에는 전형적인 예가 실려 있습니다. 심방중격결손이라면 제대로 우심계의 부하가 보이는 심전도가 확인되고, 심막염이라면 충분한 ST상승이 광범위한 유도에서 확인됩니다.

- 그러나, 임상의 현장에서는 심방중격결손이 있는데 거의 정상 심전도도 있고, 미묘한 ST절 상승에 머무르는 심막염도 있습니다. 병이 있어도 정상적인 경우가 있다고 하는 발상은 심전도의 감도와 특이도를 의식하는 것입니다.

- 사실 현장의 심전도는 어렵습니다. 퀴즈를 푸는 것처럼 되지 않습니다. 답이 없는 경우가 많습니다. 임상의 심전도가 한 단계 어려운 것은 보통입니다.

B. 심전도의 이치는 알 수 없는 것도 많다

- 심근허혈 때는 어째서 ST저하가 생기는지 가설로서는 어느 정도 알고 있지만, 실제로 증명된 것은 그리 옛 일이 아닙니다. 허혈에 수반하는 상해 전류는 ST상승을 부르지만, ST부분에서는 심실 전체가 탈분극 상태에 있기 때문에 상해 전류가 흐르지 않습니다.

- ST절 이외의 곳이 본래의 기선으로부터 높은 위치로 이동될 경우, ST절은 기선으로부터 어긋나고는 있지 않은데도, '상승한 기선' 으로부터 보면 ST절은 저하된 것처럼 보일 수 있습니다.

- 이러한 사실은 심전도가 아닌 심자도(心磁圖)라고 하는 시스템을 구사해 전류의 존재를 검토로 증명되었습니다. 즉, 허혈의 ST저하가 어떻게 생기는지는 지금까지도 의견 일치를 얻지 못하고 있습니다.

- 심근경색에 의한 심근 괴사가 왜 이상 Q파를 가져오는지에 대해서도 여러설명이 있지만, 기전력을 잃은 영역이 있으면 남아 있는 심실의 흥분파는 괴사 영역을 주목하는 전극으로부터 멀어지는 성분이 많다고 생각하면 Q파가 출현하기 쉬운 것도 납득이 갑니다.

- 심전도에서는 여러가지 병태가 특징적인 소견을 갖고 있습니다. "급성심근경색이라면 ST상승, 심실비대라면 R파 증가와 스트레인형 ST-T 변화, 호흡기질환이 있으면 II, III, aV_F 유도로 첨예하게 큰 P파를 볼 수 있다." 라고 하는 패턴이 알려져 있습니다.

- 심실 내막측의 활동 전위와 외막측의 활동 전위는 형태가 다릅니다. 심강내의 압이 높으면 활동 전위가 변화하게 되지만, 이 때 특징적인 ST-T 변화로서 표현됩니다. 어째서 이렇게 되는지 파고들면 이온 채널의 성질 변화 및 활동 전위 부위의 특이성에 대해 생각하게 됩니다. 이 부분은 요구되는 범위가 조금 넓고, 거기까지 이해하려면 도대체 무슨 공부를 하고 있는지 모르게 되므로, 적당한 곳에서 그만두는 편이 좋을 것입니다.

- 폐기종의 환자에게서 P파가 크게 날카로워지고 있어도 우심방의 사이즈가 눈에 띄게 커지고 있는 것은 아닙니다. 폐기종으로 팽창한 좌우의 폐에 끼워져 심장이 입위가 되어 동결절 중에서도 두측부분으로부터 흥분이 개시되므로 심방 흥분이 두측으로부터 하부로 큰 벡터가 되고 있기 때문에, 하부로부터 심장을 올려보고 있는 II, III, aV_F 유도의 P파가 눈에 띄게 된다고 하는 요소가 큰 것 같습니다.

- 그런데도, 「폐질환에서는 우심부하가 생겨 우심방 사이즈의 확대에 따라 폐성 P파가 나타난다」라고 하는 설명으로 끝마쳐도 별 지장은 없습니다. 이해하기 쉬우면 되고, 완벽하고 정확한 메카니즘을 몰라도 크게 달라지는 것은 없으므로, 구애받지 마십시오.

- 동결절의 자동능이 어째서 생기는지 교과서를 봐도 좀처럼 이해할 수 없을 것입니다. 만약, 명쾌한 설명이 쓰여 있으면 그것은 실수이던가 일부러 단순화하고 있는 것입니다. 전문가라도 확장기탈분극이 어째서 생기는지를 자세하게 설명하는 것은 어려운 일입니다. 복잡한 요소가 어떻게 얽히고 있는지 완전하게 알 수 없습니다.

- 파고 들어도 명확해지지 않는 것은 가능한 한 피하고 통과하는 편이 좋습니다. 알기 쉬운 설명을 우선 먼저 기억하도록 합니다.

Chapter 02

세동파/호흡기질환의 부정맥/P파의 형태

세동파/호흡기질환의 부정맥/P파의 형태

심방 세동에 세동파는 필요?

- 심방세동에서도 심방조동에서도 각각의 부정맥에 특징적인 파형이 있는 것은 아시는대로입니다. 심방세동이라면 통일된 심방의 흥분을 나타내는 P파 대신에 세동파라고 하는 미세한 흔들림을 보입니다.

- 세동파는 f파라고도 불리고 있습니다. 이것은 fibrillation의 머리 글자를 취한 것입니다.

- 발생한지 얼마 되지 않은 심방세동이라면 f파는 크고, 시간이 흐름에 따라 미세한 흔들림이 됩니다. 이것은 심방근이 주로 섬유 변성을 받아 전기 활동에 참가할 수 있는 부분이 적어지는 것이 하나의 이유라고 추측됩니다.

- 혹은 심방내의 흥분파의 사이즈에도 영향을 받고 있을지도 모릅니다. 흥분 전파의 모습도 심근 장애의 병태에 의존하기 때문에 우선 심플하게…

시간이 흐른 심방세동은 작은 f파 … 라고 생각해도 좋다.

- 그런데 때로, P파가 없기 때문에 동율동이 아닌 것은 알 수 있는데, 뚜렷한 f파를 보기 어려운 일이 있습니다(그림 2-1).

- 12유도 심전도라면, 몇개의 유도에 약간의 흔들림이 보이는 것입니다만, 모니터 심전도나 홀터심전도와 같이 유도수가 적을 때는 전혀 f파가 안 보이는 일이 있습니다.

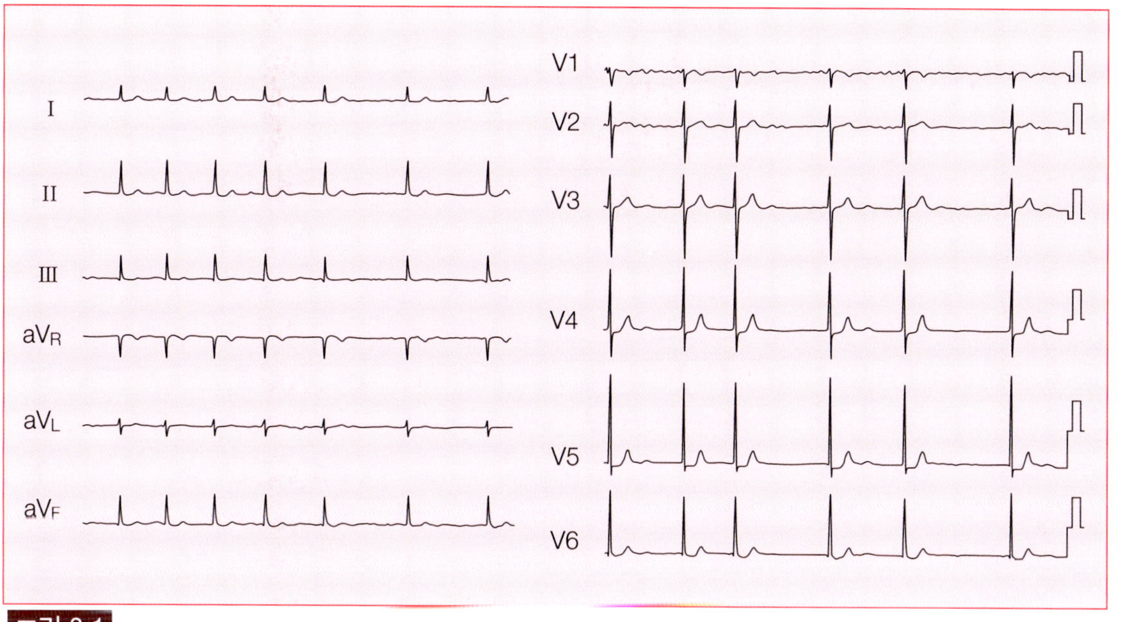

그림 2-1

- 이때에 자신을 갖고 심방세동이라고 단언해도 좋을까요? 대답은 예스입니다. f파가 잘 안 보여도 RR 간격이 흐트러져 있으면 심방세동이라고 말해 주십시오.

f파가 잘 안보여도 RR 간격이 불규칙하고 P파가 없으면 심방세동인 경우가 많다.

- 노화나 기질적 심질환이나 심방근의 변성에 의한 전기적 활동의 소실은 심방 정지(atrial standstill)로 불립니다. 심방 정지의 영역이 확대되면 방실결절 가까이의 심방중격 하부 일부분에만 흥분할 수 있는 심방근이 남는 일이 있습니다.

- 결국 심방근 전체가 전기적 활동을 잃으면 심방세동을 유지할 수 없게 되고, 대신 접합부가 페이스메이커로서 일하지 않으면 안됩니다.

- 이렇게 해서 RR 간격이 일정한 서맥(접합부조율; 그림 2-2)이 됩니다. 접합부 조율의 레이트가 너무나 낮고, 현기증감이나 탈진이 생길 정도라면, 인공심박동기의 이식이 필요합니다. 어떤 시기의 심방세동인가를 의식하는 것은 앞으로 어떤 사태가 생길 수 있는지를 예측하는데 도움이 됩니다.

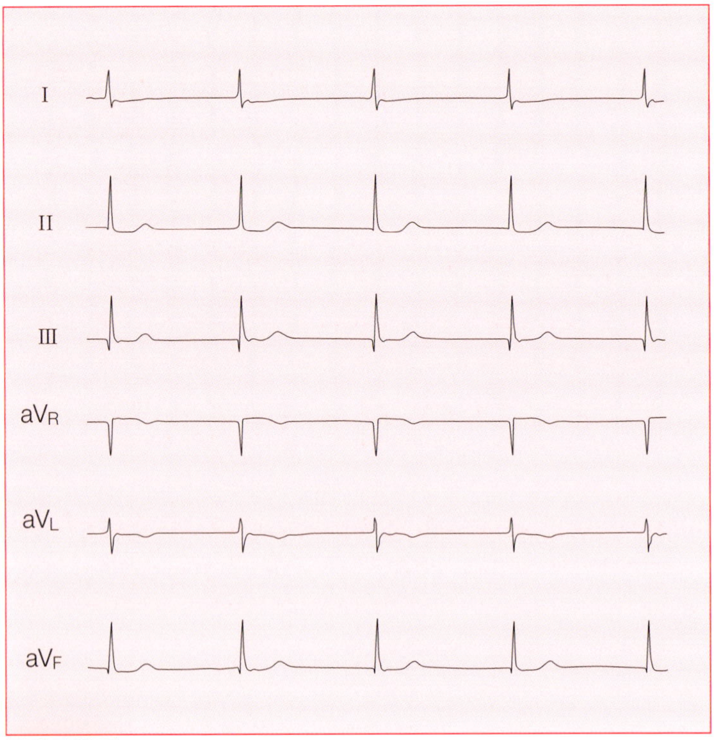

그림 2-2

'충분한 세동파가 있으니까 심방세동이라고 진단한다' 라고 생각하기 때문에 알 수 없게 된다. 'P파가 보이지 않고 RR 간격이 불규칙하기 때문에 심방세동' 이라고 생각한다.

호흡기질환의 부정맥

- 만성폐색성폐질환(COPD), 특히 진행된 폐기종에서는 이하와 같이 특징적인 심전도 소견이 있습니다.
  - 우축편위 등의 우심부하 소견
  - 다소성 심방기외수축 등의 부정맥

- 폐기종의 우심부하는 폐고혈압증에 의한 것이지만, 폐고혈압증은 팽창한 폐조직에 의한 말초 폐동맥의 압박이나 저산소에 수반하는 혈관연축 등 여러가지 메카니즘에 의한 것으로 보입니다.

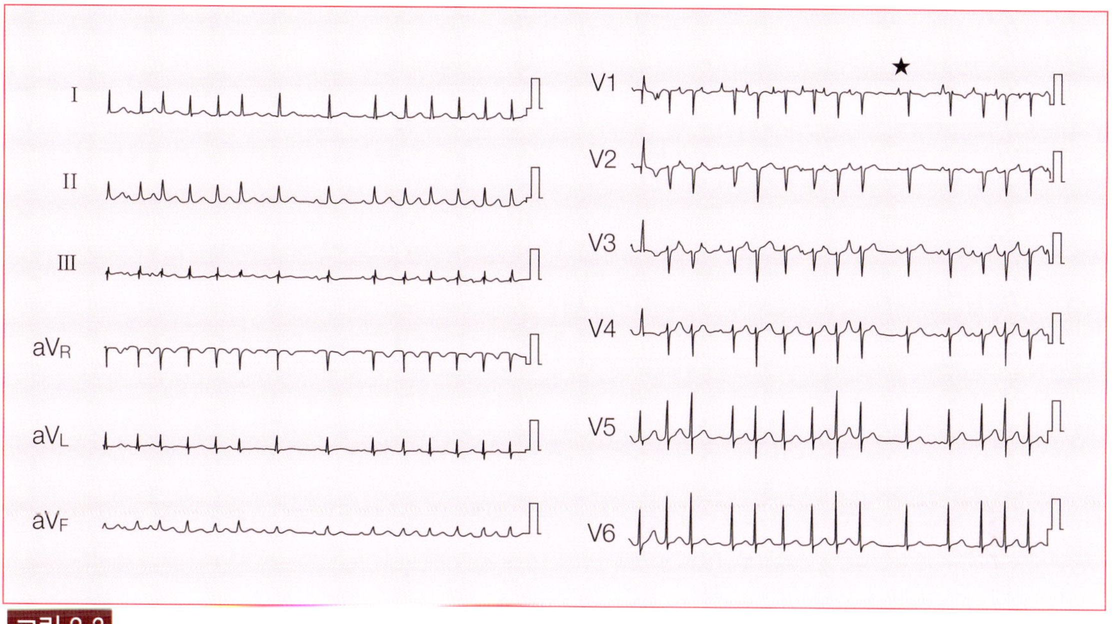

그림 2-3

그런데 실은 우심부하를 일으키는 폐색전이나 COPD와 같은 폐질환이 있어도 심전도에는 그다지 큰 변화를 보이지 않는 경우도 많습니다. 즉 …

심전도가 정상적이라고 해서 폐질환이나 폐고혈압증을 룰 아웃할 수 없다.

이 심전도(그림 2-3)는 87세의 환자에게서 기록한 것으로, 흉부 X선에서는 전폐야에서 기관지의 비후가 있어 만성 기관지염이 의심되었습니다. 또, 무기폐도 확인되었습니다.

심박수는 150/분으로 빈맥입니다. 어떤 것이 동성의 P파인지 어떤 것이 심방 기외수축인지를 구별하기 어렵습니다만, 연결기가 긴 P파를 동수축으로 하는 것이 자연스럽겠습니다(★).

그렇게 되면, 연결기가 짧은 P파는 심방 기외수축이 되고, 그 형태가 다양한 것으로 다소성 심방 기외수축이라고 할 수 있습니다. 다원성이라고 하려면 P파가 3종류 이상 있는 것이 요구되지만, 형태가 같은가 다른가는 엄밀한 정의가 있는 것이 아니기 때문에, 적당히 셋 이상 있으면 그렇다고 하는 것이 좋습니다.

> 다원성인지 아닌지는 외형의 인상으로 결정해도 괜찮다.

- P파의 형태는 V1에 잘 반영됩니다. V1전극이 정확히 우심방 위에 놓여져 있는 것에 의한 것입니다.

- 꽤 인상적인 심전도이므로, 이 타입의 심방 기외수축을 보면 폐질환의 존재를 의심해 주십시오. 기관지 확장약이 투여되고 있으면, 한층 더 동성빈맥(sinus tachycardia)이나 기외수축이 보기 쉬워질 것입니다. 폐질환과 연관된 부정맥을 항부정맥약이나 β 차단제로 치료하는 것은 적합하지 않습니다.

> 심전도에서 폐질환의 존재를 떠올리는 것으로 위험한 치료를 회피할 수 있다.
> P파의 형태가 몇개 있는지 세기 시작하면 알 수 없게 된다. 인상으로서 '여러가지 형태의 P파' 가 있으면 다소성 심방 기외수축으로 생각하면 된다.

P파의 형태

- 우심방성 P파, 폐성 P파, 좌심성 P파, 혹은 승모성 P파와 같이 병태와 관련지을 수 있는 P파가 있습니다.

- 이들 전부를 채택하고 있는 텍스트도 있습니다만, 일부만의 기재로 끝내고 있는 경우도 있어서, 어느 정도 제대로 이해해 두어야 할 것인가에 대한 문제는 괴로운 부분입니다.

- 직설적으로 말하면 P파의 형태란 미덥지 못한 것으로, 심방을 직접 관찰할 수 있는 심에코가 보급된 현재로는 그 중요성이 낮아지고 있습니다.

> P파로부터 얻을 수 있는 형태학적인 정보는 애매하므로, 진단 기준을 제대로 기억하지 않아도 좋다.

- 예를 들면 그림 2-4에는 II, III, aV_F에서 약간 큰 P파가 4개 보인 뒤에 작은 P파가 2개 출현하고 있습니다. 어느쪽이나 동결절 유래의 흥분이라고 해도, 전자는 비교적 위쪽의 포커스로부터 발생하고 있는데 비해 P파를 형성하고 있는 발화 빈도가 낮은 포커스는 동결절의 하부에서 생기고 있을 가능

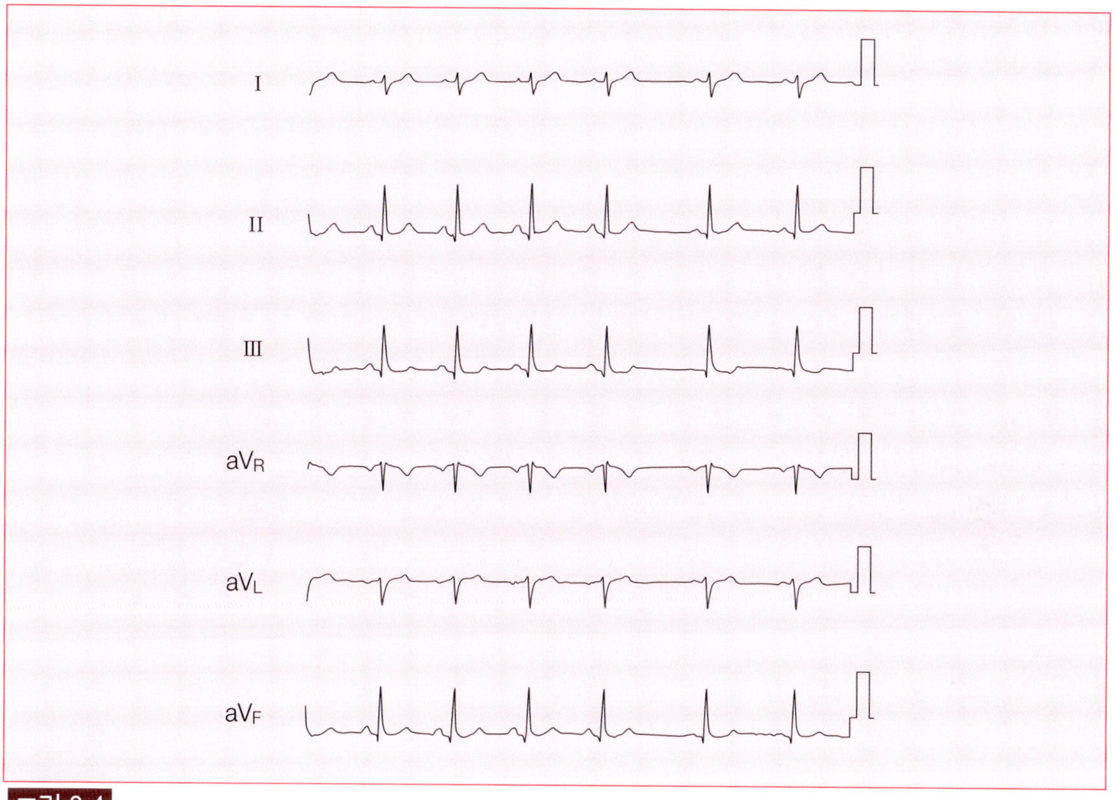

그림 2-4

성이 시사됩니다(사람에 따라서는 뒤의 2개를 동결절로부터의 것이라고 보지 않을지도 모릅니다만, 이야기가 까다로워지기 때문에 여기에서는 이 점에 대해서 자세하게 기술하지 않습니다. 아무래도 좋은 것이기 때문에…).

- 호흡에 따른 심박수의 변화, 이른바 호흡성 동부정맥입니다만, 이 심전도에서는 P파의 변화도 큰 것입니다. 동결절의 페이스 메이커가 위쪽인지 아래쪽인지에 따라 P파의 크기가 바뀝니다.

- 예를 들면 교감신경 활동을 자극하는 이소프로테레놀을 정주하면, 한층 더 큰 P파가 출현하는 경우도 있습니다. 이로부터, P파에서 심방의 사이즈를 추측하는 것은 한계가 있다는 것을 알 수 있습니다.

- 폐질환에서 II, III, aV_F에 큰 P파를 확인할 수 있습니다. 폐고혈압증과 우심부하와 관계되는 우심방 확대를 나타내는 소견으로 알려져 있지만, 이것은 예외가 많고 감도도 특이도도 낮은 원칙입니다.

- 오히려 폐기종 우위의 COPD에서는 확장된 양측의 폐에 눌려 입위심이 발생되거나, 호흡 부전이나 기관지 확장제의 사용에 의해 교감신경 활동이 항진되어, 동결절내에서도 높은 위치의 포커스가 작동하게 될 수 있습니다.

> II, III, aV_F에서 키가 큰 P파는 폐질환의 존재에 의한 것도 있지만, 심박수가 높다면 교감신경 활동이 높아지고 있는 상태를 반영하고 있다.
> P파의 형태는 애매한 정보에 지나지 않는다. "P파의 형태로 심방의 사이즈를 알 수 있다"라고 하는 것은 잘못이다.

Chapter 03

변화하는 PQ시간

변화하는 PQ시간

P파를 추월하는 QRS

- PQ 시간이 긴 것은 보기에 익숙해도, 짧은 PQ 시간의 해석은 어렵게 느껴질 수 있습니다. 단축된 PQ 시간이 연속해서 보이는 경우로서 부전도로(accessory pathway)가 관여하는 병태가 있습니다. 예를 들면 심방과 방실결절의 하위를 잇는 바이패스가 있으면, QRS의 형태는 정상인 채(즉 델타파를 수반하는 Wolff-Parkinson-White(WPW)증후군이 아닌 것을 의미합니다), PQ 시간이 단축됩니다.

- 심전도의 교과서에는 Lown-Ganong-Levine증후군이라고 하는 병명으로 이 부전도로(방실결절 이외에 심방과 심실을 바이패스하는 경로)가 기재되어 있습니다만, 거의 만날 일은 없습니다. 전문의가 아니면 알아 둘 필요는 없습니다.

> 만날 가능성이 낮은 증후군을 기억하려고 하기 때문에 어려워진다. 부전도로가 관여하는 질환으로서 WPW증후군 이외에는 몰라도 좋다.

- WPW증후군에서는 PQ 시간 단축과 델타파가 특징적입니다만, 방실간을 단락하는 부전도로가 있으면서도 기저의 심전도에서 이 소견들이 보이지 않은 경우를 잠재성 WPW증후군이라고 부릅니다. 부전도로를 통한 심방으로부터 심실로의 전도효과가 미미할 때에 잠재성 WPW증후군이 됩니다.

- 대부분의 경우, PQ 시간의 단축은 원래 방실결절 전도에 요하는 시간이 짧은 사람에게 보입니다. 교감신경의 긴장도가 높은 것에 의해 설명되는 일도 있겠지만, 전기생리검사에 있어서도 부전도로다운 특징을 보이지 않은 경우가 대부분입니다. 자율 신경과는 관계 없고, 선천적으로 방실전도를 통과하는 시간이 짧은 사람도 있는 것 같습니다.

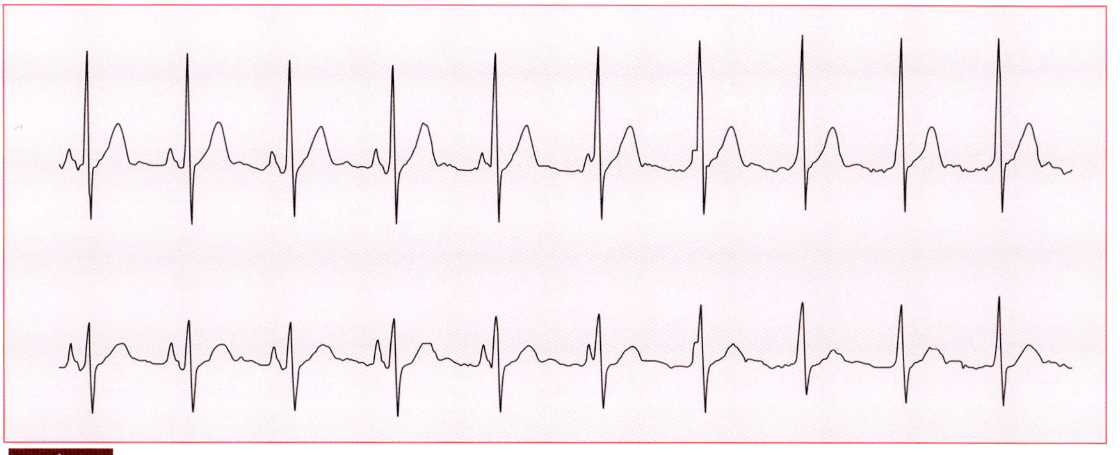

그림 3-1

PQ 시간에 정상 하한이 있다고 생각하기 때문에 어려워진나. PQ 시간이 짧아노 증상 호소가 없으면 당분간 지켜보는 것이 좋다.

- 그런데 그림 3-1의 ECG(심전도)에서는 원래 PQ 시간이 짧습니다만, 점점 P파와 QRS가 달라붙어 이윽고 P파가 QRS와 겹치고 있습니다. 이것은 방실결절 전도가 빨라진 것은 아니고, 방실결절 이외의 흥분 기원(자연스럽게 흥분할 수 있는 부위로, 자동능을 가지고 있다고도 말할 수 있습니다)의 흥분 레이트가 동결절의 흥분 레이트보다 높아졌기 때문에 생긴 현상입니다.

- QRS의 형태는 동조율의 것과 같기 때문에, 심실의 전도각분기보다 높은 위치에 이소성의 포커스(흥분 기원과 같은 것입니다. 이소성이란 본래 있어야 할 장소와는 다르다고 하는 의미)를 알 수 있습니다.

- 구체적으로 어디가 포커스가 되고 있는가를 알 수 없기 때문에, 방실접합부라는 말이 이용됩니다. 어려운 정의는 빼고 방실결절의 근처라고 이해해 주십시오.

- 심방의 흥분을 방실접합부나 심실의 흥분이 추월하는 것을 방실해리라고 합니다. 완전 방실차단도 심방과 심실이 독자적인 주기로 흥분하고 있기 때문에 광의로는 방실해리 상태입니다만, 통상, 방실해리라고 하면 하위의 포커스가 상위보다 빨라진 것을 표현할 때에 이용되는 용어입니다.

방실해리는 그만큼 드문 현상이 아닙니다. 방실접합부나 심실의 흥분 레이트가 높아지는 것은 그다지 병적인 의미는 없습니다. 심장의 자극전도계(흥분의 발생에 종사하는 동결절로부터 방실결절을 지나 심실로 향하는 전도를 담당하는 섬유를 일괄하여 이렇게 부릅니다)의 여러 부위가 자연스럽게 흥분을 발생하는 능력을 가지고 있기 때문에, 가끔 필요가 없을 때에도 흥분을 일으키는 일이 있습니다.

> 무투약의 정상인에서는 방실해리의 원인을 찾아도 얻는 바는 적다.
> 증상이 없는 방실해리는 방치 한다.

아무렇지도 않은 얼굴을 하고 있는 완전 방실차단

방실차단이 I도 방실차단, II도 방실차단, III도 방실차단으로 분류되고 있는 것은 알고 있는 분이 많다고 생각합니다만 한번 더 복습하면,

- I도 PQ 시간의 연장뿐으로 QRS의 탈락은 없습니다.
- II도 때로 QRS가 탈락합니다.
- III도 방실전도가 항상 없어지고, QRS는 고유의 주기로 출현합니다. 완전 방실차단입니다.

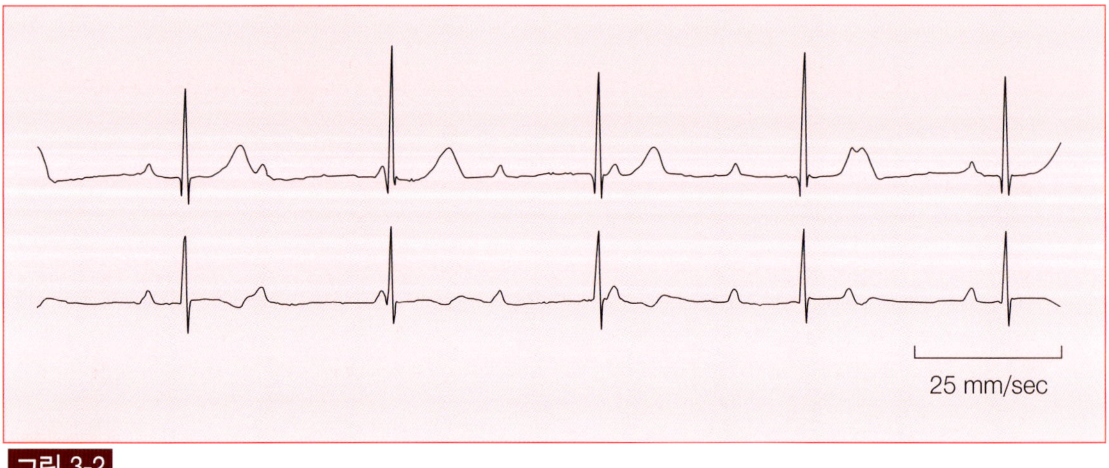

그림 3-2

그림 3-2는 III도 방실차단의 ECG입니다. P파는 70/분 정도의 레이트로 나타나고 있습니다. QRS의 레이트는 40/분 정도입니다. PP 간격도 RR 간격도 일정하기 때문에, 이것은 완전 방실차단이라고 진단할 수 있습니다.

학문적으로 방실차단은 I부터 III도가 됨에 따라 중증도가 높아진다고 생각하는 것이 옳지만, 개개의 환자를 앞에 두었을 때 어느 만큼 중증의 상태라고 생각하는가, 어느 정도의 긴급사태로서 대응해야할 것인가를 판단해야 하기 때문에 꽤 어려워집니다.

이 ECG가 완전 방실차단인 것을 진단할 수 있어도, 그로부터 어떻게 움직이면 좋은 것인지 감이 오지 않으면 내용이 없는 진단 지식에 지나지 않습니다. 이런 상황으로부터 알 수 있는 것은 「ECG의 진단은 그만큼 어렵지 않다」고 해도 잘못된 생각은 아니지만, 다음의 한수가 안 보인다고 하는 의미에서 「ECG는 역시 어렵다」라고 하는 것이 진실입니다.

그럼, 이 환자는 어떻게 생각하면 좋을까요. 몇개의 포인트가 있습니다.

- 증상은 없습니까?
- P파의 레이트는?
- QRS의 폭은?

왜 심실 주기를 거론하고 있지 않은가 하면, 혈행동태적으로 불이익을 일으킬 정도의 레이트(예를 들면 20~30/분)라면 헐떡임 등의 증상이 나오기 때문에, 심실 박동수와 증상의 유무는 비슷한 정보를 제공합니다.

P파의 주기는 동결절의 흥분 주기이기 때문에, 자율신경 상태를 반영합니다. 만약 100/분이나 그 이상이라면 부교감신경 활동은 저하되고, 교감신경 활동은 항진되어 있을 가능성이 있습니다. 자율신경 활동이 '분발 모드'가 되어 있는 것은 그 시점의 혈역학적 상태가 수요를 충족시키고 있지 못하다는 사실을 시사하기 때문에, 상태로서는 위기입니다.

QRS 폭이 정상적인지 어떤지는 심실박동의 포커스가 어디인가를 아는 실마리입니다. 동조율 때와 같다면(보통은 폭이 좁은 QRS), 방실접합부 근처가 페이스 메이커가 되고 있습니다. 원래 각차단이 없는데, QRS 폭이 넓어져 각차단형이 되어 있으면, 방실접합부보다 하위의 심실이 심실박동의 포커스가 되고 있다고 추측됩니다.

탈출박동 escape rhythm이라고 하는 표현이 있습니다. 상위의 페이스 메이커가 게으름 피우고 있을 때나, 방실전도 차단의 결과로 백업(back up)으로서 출현하는 흥분을 탈출박동 escape beat라고 부르고, 탈출박동이 연속해서 나타날 때를 탈출조율이라고 합니다.

완전 방실차단에서는 보충 조율의 QRS 폭은 긴급도를 반영한다.

방실접합부의 탈출조율이 갑자기 멈추거나 하는 일은 드물기 때문에, 우선 맡겨 둘 수 있습니다. 그러나 심실로부터의 탈출조율은 박동수가 느려지거나, 때로 멈춰 버리는 일도 있어 신뢰하기 어려워 집니다.

증상이 없어도 QRS 폭이 확대된 완전 방실차단은 긴급사태입니다. 반대로, 무증상이고 P파의 레이트가 낮고 QRS 폭이 정상이면 당황하지 않아도 좋을 것입니다.

완전 방실차단을 모두 긴급사태라고 보는 것은 잘못이다.

웬켄바하형인가? 모비츠형인가?

II도 방실차단의 웬켄바하형과 모비츠형에 대해 생각합니다.
단순하게 말하면 …

	방실차단의 위치	위험성
웬켄바하형	높다	낮다
모비츠 II형	낮다	높다

… 라고 하는 룰이 있습니다.

방실차단의 위치란 히스다발(방실결절과 좌우 양각을 잇는 가는 섬유)과의 상대적인 위치 관계입니다. 일반론으로 말하면, 웬켄바하형은 히스다발보다 위에서 차단이 발생하고, 모비츠 II형은 히스다발의 내부나 그보다 아래에서 차단이 흔히 발생됩니다.

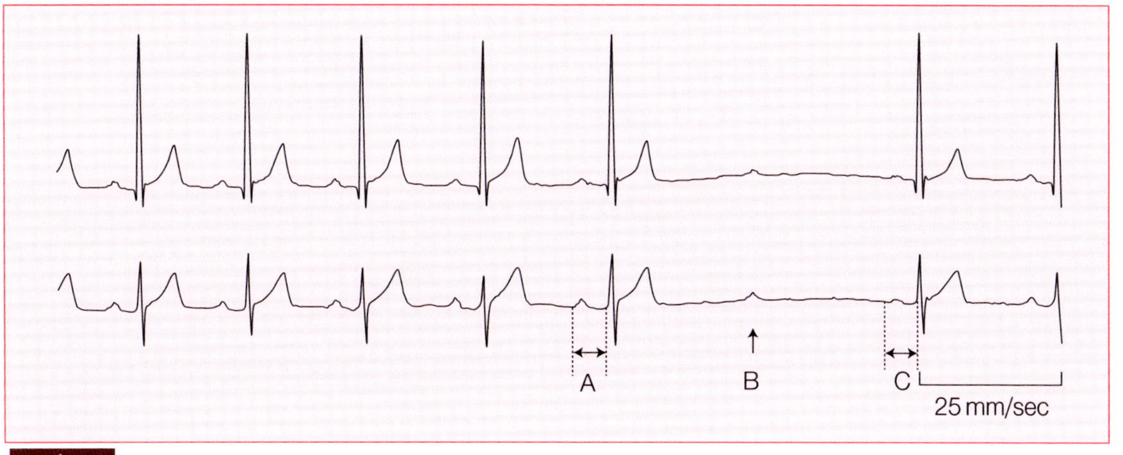

그림 3-3

■ 위험도란 완전 방실차단이나 그에 준하는 고도 방실차단(II도 방실차단에서도 QRS가 탈락하는 비율이 높은 것입니다. 광의로 완전 방실차단을 포함해도 괜찮습니다)으로 진행될 가능성을 말합니다. 완전 방실차단에서는 돌연사의 우려도 있습니다.

■ 모비츠 II형에서는 PQ 시간은 연장되는 일 없이 돌연 QRS가 나오지 않게 됩니다. 한편, 웬켄바하형 방실차단에서는 PQ 시간이 조금씩 연장되고, 이윽고 QRS가 나타나지 않게 되는 것입니다. 그러나, 이 말대로 진단하려고 해도 잘 되지 않는 경우가 있습니다. 그림 3-3을 봐 주십시오. 6번째의 P파(B)의 뒤에 QRS가 없기 때문에, II도 방실차단인 것은 알 수 있습니다. PQ 시간은 조금 연장되고 있는 것처럼 보입니다만, 교과서에 실려 있는 단계적인 PQ연장은 확실하지 않습니다.

웬켄바하형 방실차단에서 PQ 시간이 연장이 뚜렷하지 않을 수 있다.

■ 실은 웬켄바하형 방실차단의 PQ 시간은 그만큼 눈에 보이는 연장을 나타내지 않는 경우도 많습니다. 이 때는 QRS가 소실되기 전의 PQ 시간(A)과 QRS가 소실된 후의 PQ 시간(C)을 비교해 주십시오.

모비츠형인가 웬켄바하형인가 판단하기 어려울 때는 QRS 탈락 선후의 PQ 시간을 비교한다.

■ 왜 PQ 시간의 단계적인 연장이 확실치 않은가 하면, 웬켄바하형에서는 PQ가 연결되기 시작한 최초의 단계에서 PQ 간격의 연장이 제일 현저하고, 그 후 방실전도 시간의 지연은 미미하기 때문입니다.

- 하나 더, 중요한 것이 있습니다. 홀터심전도를 기록하면, 어느 시간대에서는 웬켄바하형 방실차단이 있는데, 다른 시간대에는 어떻게 봐도 모비츠형 II도 방실차단을 보이는 경우가 있습니다. 이러한 경우에서 모비츠형이라고 진단한다면, 전기생리검사나 임공심박동기의 이식에 대해 검토할 필요가 생깁니다.

- 그러나, 실제는 웬켄바하형과 모비츠형의 양쪽 모두를 확인할 때는 엄밀한 의미에서의 모비츠형은 거의 없습니다. 절대로 없다고 단정하는 것은 다소 무리가 있지만, 연령이나 증상 등의 임상상도 고려하여야 하지만, 불필요하게 침습적인 대처를 실시하지 않도록 하려면 필요한 지식입니다.

> 홀터심전도에서는 하나 하나의 에피소드로 웬켄바하형인가 모비츠형인가 생각하면 알 수 없게 된다.
> 분명한 웬켄바하형이 있으면 대부분의 경우 전부가 웬켄바하형이라고 간주할 수 있다.

Chapter 04

각차단을 어떻게 할까

각차단을 어떻게 할까

우각차단

- 우각차단도 좌각차단도 흔한 심전도 소견입니다. 이것들의 임상적인 의미는 임상상에 따라서 다르겠지만, 결론부터 말하면 좌각차단만이 기질적 심질환과 관련된다고 생각하는 편이 간단합니다.

> 각차단은 개개의 임상 배경에 따라 리스크가 다르다고 생각하기 때문에 어려워진다. 「좌각차단은 리스크가 있고, 우각차단은 문제없다」고 딱 잘라 생각한다.

- 우각도 좌각도 심실내의 전도와 관계되는 길입니다만, 그 해부학적인 형태에는 큰 차이가 있습니다.

- 우각은 1개의 전선과 같은 것입니다만, 좌각은 네트워크로 되어 있습니다. 1개의 선이라면 대단한 장해가 없어도 뚝하고 끊어지기 쉽다고 상상할 수 있습니다. 한편, 망상으로 넓게 전개하고 있는 좌각에 전도 장해를 일으키는 이상에는 심근 장해도 그 나름대로 광범위할 것이라고 생각하면 이해하기 쉬울 것입니다.

- 병리학적으로는 종종 좀 더 상위, 즉 넓게 분기하기 전에 전도 장해가 생긴 경우, 반드시 위에서 말한 설명이 옳지 않을 수도 있습니다. 그러나, 심전도의 여러가지 소견이 어째서 출현하는지를 심장의 해부학이나 심근의 전기 현상으로 엄밀하게 설명하는 것은 전문의 의사도 어려운 것입니다.

> 심전도 판독에 완벽인 병태학적 증명을 요구하기 때문에 알 수 없게 된다.
> 심플하고 이해하기 쉬운 것을 우선한다.

그런데, 각차단의 이야기로 돌아옵니다만, 우각차단과 우심실부하의 심전도 변화에 명쾌한 구별이 되는지 의문으로 생각했던 적이 있습니다.

대부분의 심전도 텍스트를 보면, 심방중격결손증이나 원발성 폐고혈압증의 심전도가 실려 있습니다. 아마 뚜렷한 우심실부하 소견을 볼 수 있을 것입니다. 그러나, 일상 보이는 환자의 심전도에는 전형적인 소견이 부족한 것이 많아 심전도만으로는 좀처럼 진단할 수 없는 것이 보통입니다.

우심실부하 소견이란 무엇인가 하면, 우축편위, 우측흉부 유도의 R파 증고나 음성 T파 등입니다. 이러한 진단 기준을 마스터해 주시는 것도 좋습니다만, 하나 하나 암기하는 것은 고통스러운 일입니다.

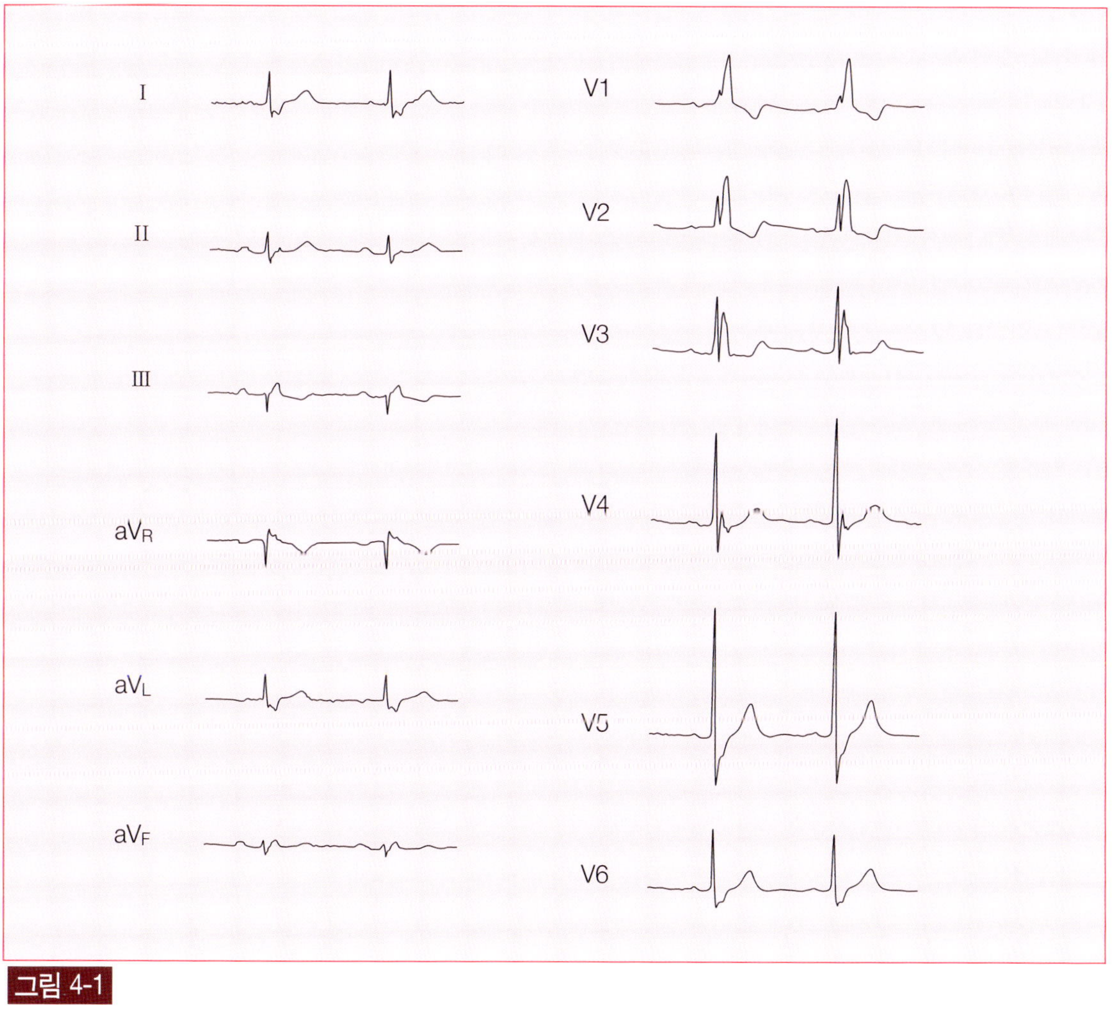

그림 4-1

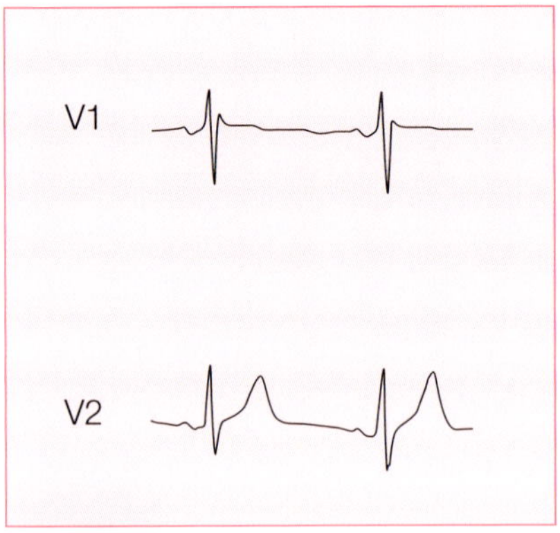

그림 4-2

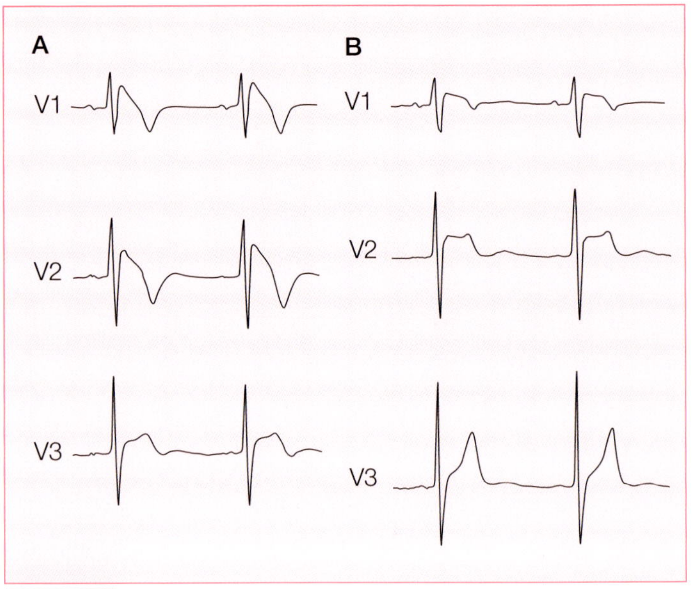

그림 4-3

- 심전도의 진단 기준이라고 하는 것은 무리하게 기억하지 않아도 괜찮습니다. 정량적으로 정리된 진단 기준은 교육에 종사하는 분에게는 필요합니다만, 일상 임상에서는 가능한 한 임프레션을 중시하는 것을 추천합니다.

- 그림 4-1은 보통의 우각차단입니다. 보기에 익숙한 형태의 우각차단만으로 자타각 증상이 없을 때에는 굳이 심에코나 운동부하시험 등의 검사를 추가하는 필요성은 없습니다.

우각차단만에서는 전문의에게 소개하지 않고, 정밀 검사도 실시하지 않는다.

- 우각차단에서는 적어도 V1 ~ V2 근처까지 rSr′ 패턴을 확인합니다. 비슷한 변화는 QRS 폭의 확대가 없을 때에도 확인됩니다만(그림 4-2), 임상적 의의는 부족하고 방치해도 괜찮습니다.

- 최근, Brugada증후군에 대한 지식이 확대되고, 우측흉부 유도의 rSr′ 패턴에 신경을 쓰는 선생님이 많아졌습니다. 그러나, Brugada형 심전도 파형이란 그림 4-3A와 같은 충분한 변화를 수반하는 것입니다. 다른 날에는 변화가 적어진다고 해도(그림 4-3B), 그 나름대로 ST 상승도 보이거나 해서 단순한 rSr′ 패턴과는 다릅니다. 무증후의 우각차단 유사한 심전도를 무턱대고 Brugada증후군 의심으로서 정밀 검사를 시행하는 것은 바람직하지 않습니다.

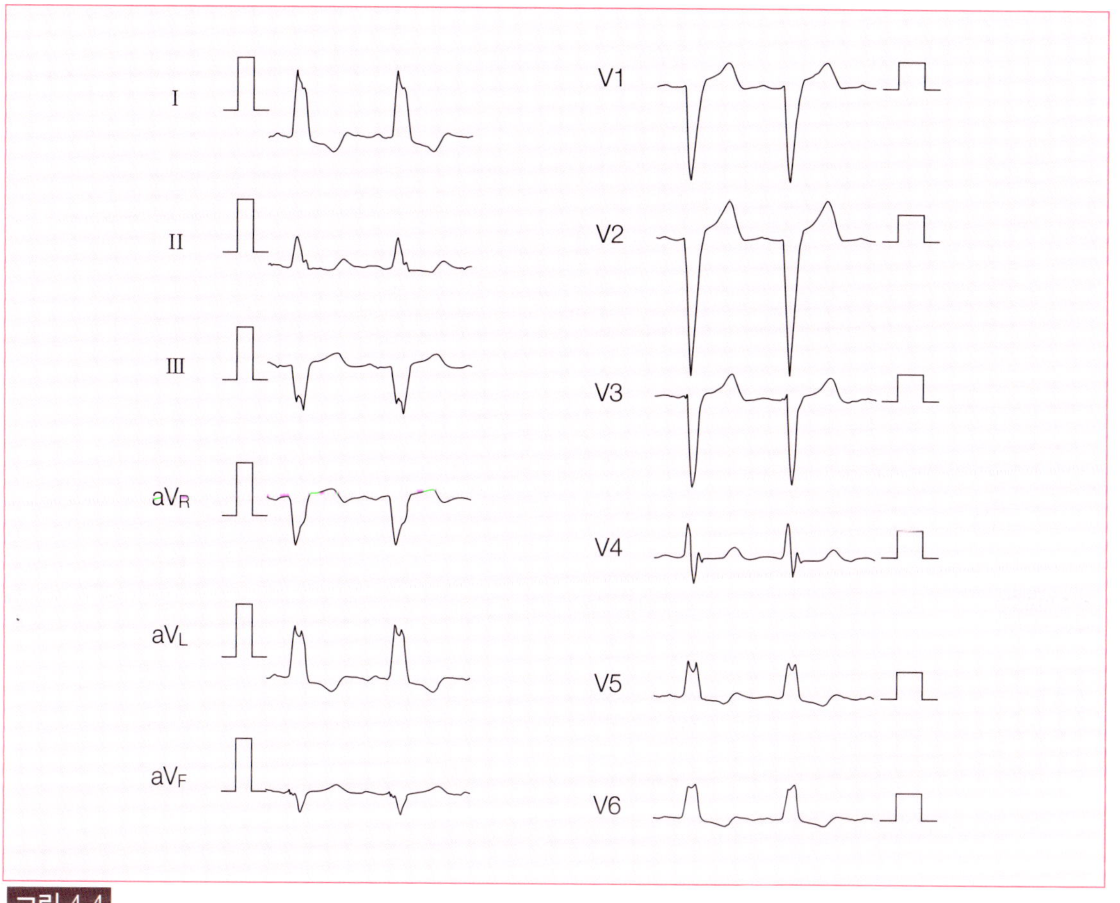

그림 4-4

좌각차단과 심실내 전도장해

그림 4-4는 좌각차단의 심전도입니다. 좌각차단의 심전도에서는 자주 V1과 V2에서 QS 패턴이 보입니다. V3에서도 R파는 꽤 작아집니다. 심실의 흥분파가 단번에 오른쪽에서 왼쪽을 향하므로, 우측흉부 유도로 보면 멀어져 가는 성분이 커집니다. 좌각차단에서의 V1, V2가 QS 패턴은 심근경색의 이상 Q파로 생각하지 않습니다.

좌각차단에서는 진구성 심근경색이 아니라도 우측흉부 유도는 QS 패턴이 되기 쉽다.

반복합니다만 진구성 심근경색이 아니라도 좌각차단은 기질적 심질환을 배경으로 하는 경우가 드물지 않기 때문에, 반드시 심초음파를 봐야 합니다.

> 정밀 검사란 무엇을 하는지 개개의 증례마다 고민하기 때문에 어려워진다. 어느 환자라도 좌각차단이 확인되면 우선 심초음파를 시행한다.

그럼 좌각차단은 어떤 병에서 발견될까요.

잠재적으로는 완전 방실차단으로 이행하는 리스크도 높으며 허혈성 심질환이나 심근증을 우선 머리에 떠올립니다. 현기증 등 서맥성 부정맥을 의심하게 하는 증상이 있으면, 전기생리검사도 행합니다.

때로, 우각차단이라고도 좌각차단이라고도 말하기 어려운 심전도 이상을 볼 수 있습니다. 그림 4-5에서는 QRS 확대가 현저하고, P파의 형태도 정상은 아닌 것 같습니다(구체적으로 어떤 형태에서, 어떤 의미가 있는지는 몰라도 괜찮습니다).

이러한 QRS의 변형은 일률적으로 '심실내 전도장애' 라고 표현하는 것이 편리합니다. 심실내 전도장애에는 광의로는 각차단도 포함되겠지만, 종종 QRS 폭이 확대되고 있음에도 불구하고 어느 쪽의 각차단이라고도 말하기 어려운 경우에 사용되는 용어입니다.

> 일괄하는 용어는 매우 편리하다. 그 대표가 '심실내 전도장애' 이다.

그림 4-5는 광범위한 심근 장애를 수반하고 지속성의 심실빈맥도 생긴 일이 있는 사르코이도시스의 환자에게서 기록된 것입니다.

그런데 정리하면 QRS 폭의 확대를 분류하는 룰은 간단합니다. 그것은,

- 익숙한 우각차단
- 그 이외(즉 좌각차단과 심실내 전도장애)의 두개입니다. 후자는 전문의에의 컨설트나 심에코의 시행이 필요합니다.

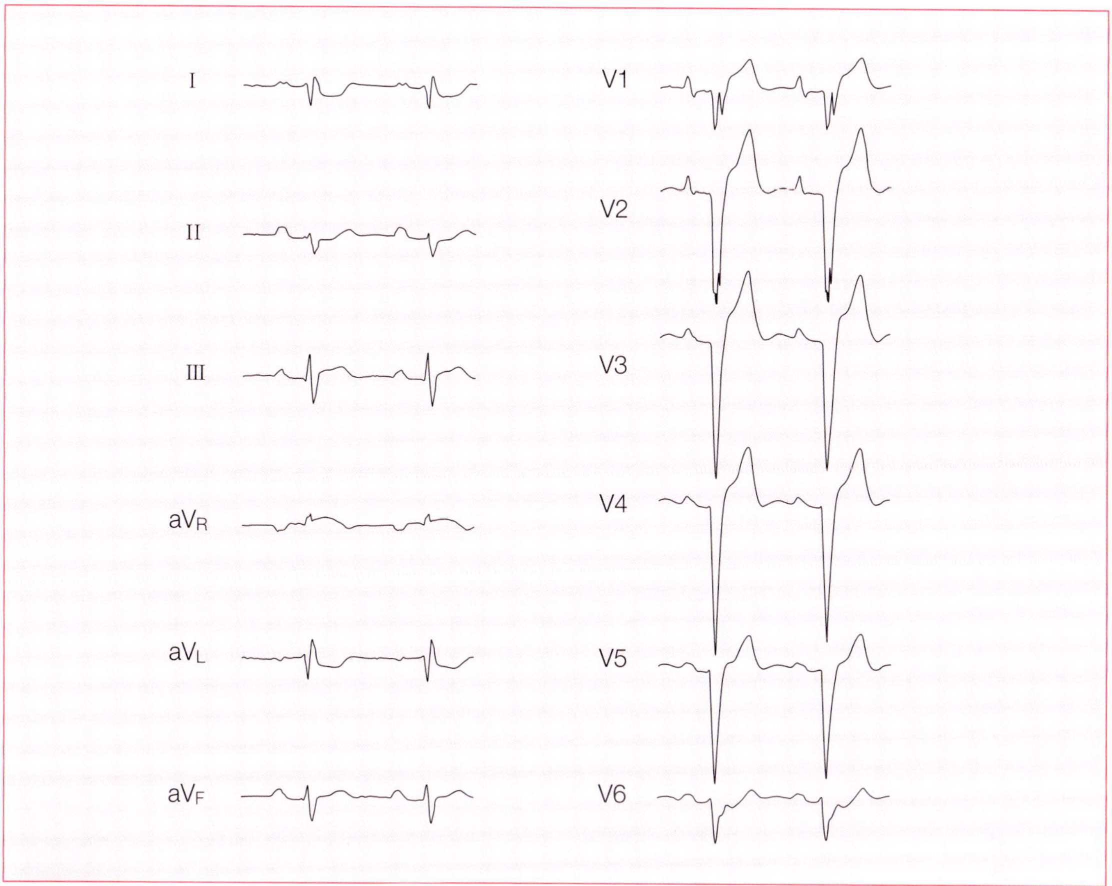

그림 4-5

전해질 이상

전해질 이상에 대해 마지막으로 한마디 하면, 그림 4-6도 QRS 폭이 넓어지고 있습니다만, P파가 보이지 않고 심방세동과 같은 f파도 확인되지 않습니다. f파가 확실치 않아도, RR 간격이 불규칙하면 심방세동일지도 모릅니다. 그러나, 이 심전도에서는 비교적 RR 간격은 일정합니다.

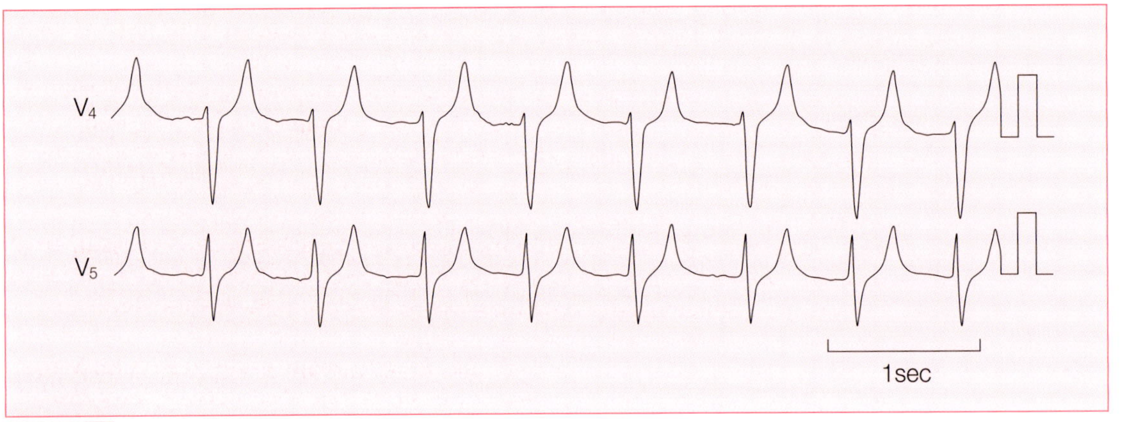

그림 4-6

실은 이 심전도는 고칼륨혈증(혈청칼륨 농도는 7 mEq/L 이상이었습니다)의 환자의 것으로, T파가 날카로워지고 있는 것도 특징적입니다. 이것도 심실내 전도장애의 한 경우입니다.

QRS 폭의 확대는 고도의 고칼륨혈증의 가능성도 있다.

Chapter 05

심박수로 알 수 있는 것

심박수로 알 수 있는 것

장수하는 심박수

- 심박수는 원래 자율신경 활동에 의해 조절되고 있기 때문에, 자율신경 기능이 정상적인지 어떤지를 추측하는 정보가 됩니다.

- 심박수가 높은 것과 낮은 것 어느 쪽이 좋은가 하면 무조건 낮은 편이 좋습니다.

심플하게 「심박수는 낮은 편이 장수한다」고 생각한다.

- 심박수가 낮으면 심부전이나 호흡부전이 없고, 부교감신경 기능이 정상적인 것을 시사합니다. 이러한 요소에 더하여 낮은 심박수는 높은 심박수보다 혈관벽에 기계적 부담이 적다는 것으로 이해할 수 있습니다.

- 심장의 일이 어떻게 결정되는지 생각해 봅시다. 가장 단순한 식으로 나타내면,
  - 심박출량 = 심박수 × 1회 박출량

  … 이 됩니다.

- 심박출량은 1분간에 심장으로부터 송출되는 혈액량이며, 정상인에서 5L 정도지요. 생명을 유지하기 위해서는 적어도 여기에 가까운 수치는 되어야 하기 때문에, 만약 심박수가 낮아지면 1회 박출량은 정상적이겠지요. 환자의 심박수가 50/분으로 새근새근 누워 자고 있는데 좌심부전을 의심하는 것은 상식적이지 않습니다. '상식' 은 임상의 장에서도 '최고의 무기' 입니다.

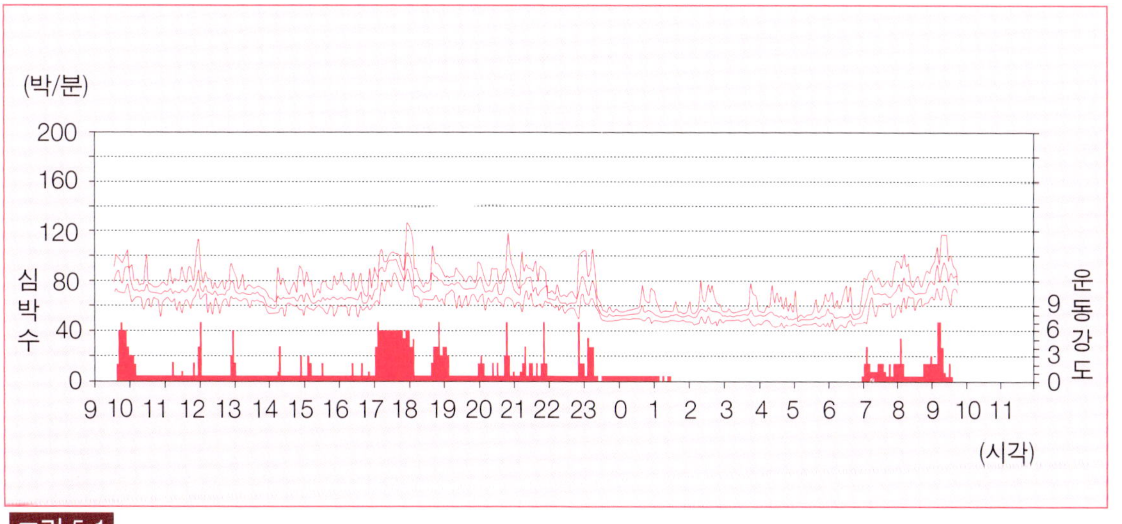

그림 5-1

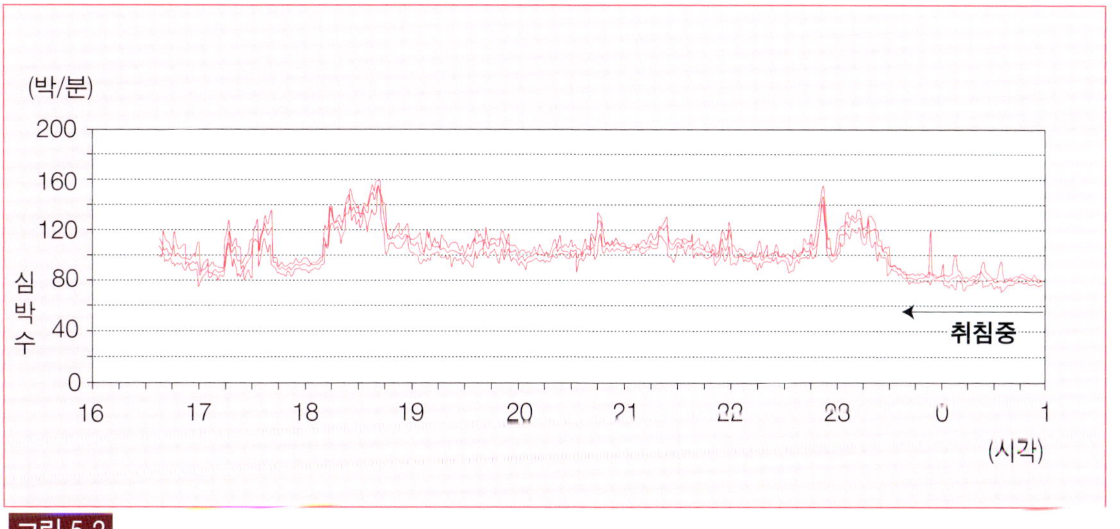

그림 5-2

그림 5-1은 정상인의 심박수의 일내 변동입니다. 신체의 움직임에 따라 심박수는 상승합니다만, 안정시, 특히 야간은 50/분 정도까지 저하하고 있습니다. 이것에 대해서 그림 5-2는 당뇨병 환자의 심박수의 일내 변동입니다. 일어나고 있을 때는 100/분 전후, 취침 후에도 80/분으로 높습니다. 자율신경의 기능 장애가 의심됩니다.

그런데 갑상선 질환은 심박수에 영향을 주어 갑상선기능저하증에서는 서맥 경향이 되는 것이 알려져 있습니다. 그러나, 호르몬치가 정상을 밑돌아도 그만큼의 서맥이 발생하지 않는 환자도 종종 있습니다. 경도의 갑상선기능저하증에서는 약간의 비만 경향이나 피로감을 호소해도, 심박수는 종종 50/분 이상입니다. 갑상선기능항진증으로 동빈맥이 빈발하는 것과는 대조적입니다.

동서맥을 갑상선기능저하증의 필요조건으로 믿어 버리기 때문에 알 수 없게 된다.
동서맥이 없어도 갑상선기능저하증을 의심할 수 있다.

호흡성 동부정맥

호흡과 연동해 심박수는 증가하거나 줄어들거나 합니다. 이 현상은 호흡성 동부정맥으로 불립니다. 단순히 동부정맥이라고 하는 것도 같은 의미입니다.

동부정맥 = 호흡성 동부정맥

□ 동부정맥의 메카니즘은?

심장의 흥분은 동결절로부터 발생합니다만, 동결절에는 자율신경의 섬유가 많이 들어와 있습니다. 동결절의 자발적인 흥분, 즉 페이스 메이커로서의 기능은 자율신경에 의해 컨트롤됩니다. 그러니까, 동부정맥이 없는 것은 심박수가 높다는 것과 같고, 자율신경 기능장해, 특히 부교감신경 기능의 저하를 시사합니다.

호흡 운동은 흉벽에 존재하는 신전수용체를 자극합니다. 흡기와 호기의 자극은 구심성으로 심장혈관 중추에 달하고, 그곳으로부터 원심성으로 심장으로 돌아오는 신경에 의해 동결절의 흥분이 수식됩니다.

결과적으로 …

- 흡기시 – 심박수↑
- 호기시 – 심박수↓

… 이 됩니다.

- 부교감신경 활동을 최대로 하는 호흡 레이트라고 하는 것이 있습니다. 너무 늦어도 빨라도 부교감신경의 기능을 살릴 수 없습니다.

- 교감신경이 투쟁적인 모드인데 대하여 부교감신경은 신체와 마음을 온화하게 하는 시스템입니다. 마음을 안정시키려면 호흡을 정돈하는 것이 중요한 것은 자율신경 활동이 호흡에 의한 영향을 받기 때문입니다.

호흡을 정돈하면 마음뿐만이 아니라 심장도 안정된다.

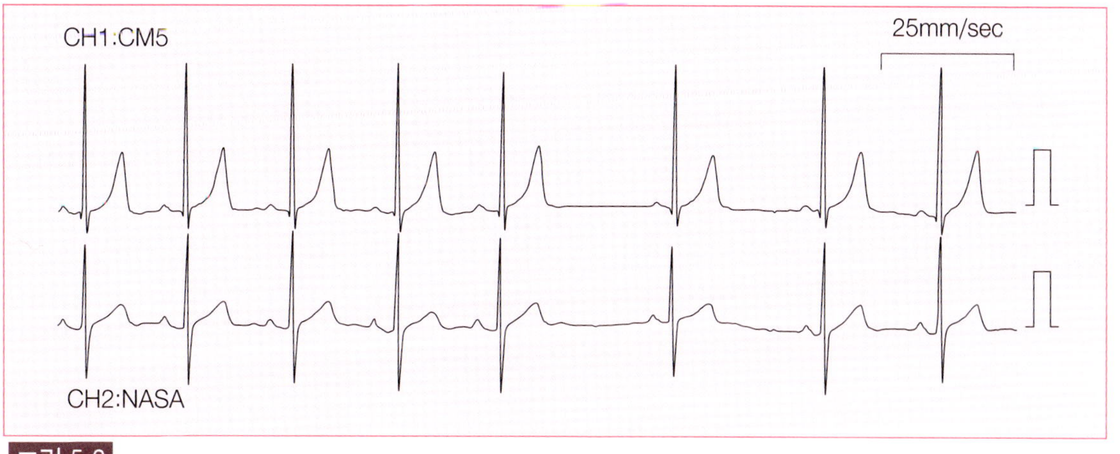

그림 5-3

□ 동부정맥이 있으면 이득인가

- 동부정맥이 어떤 메리트가 있는지 교과서에는 그다지 쓰여 있지 않습니다. 아래와 같이 생각하면 좋을 것 같습니다.

흡기 → 산소의 공급이 풍부 → 이때 산소를 많이 흡수하기 위해서 폐를 통과하는 혈액을 늘리고 싶다 → 심박수의 상승은 형편에 좋다
호기 → 산소의 공급이 저하 → 산소를 흡수하는 효율이 떨어지므로 폐를 통과하는 혈액이 많으면 소용없게 된다 → 심박수는 적당히 낮추어도 좋다

- 동부정맥은 산소 흡수의 효율을 올리기 위해서 충분히 의미가 있습니다. 이것은 실험적으로도 확인되고 있습니다.

□ 동부정맥을 진료에 어떻게 살릴까

- 동부정맥의 정도로 어떤 것을 알 수 있을까요.

- 그림 5-3은 RR 간격이 크게 변동하고 있으며, 당돌하게 변화하는 일이 있습니다. 이것으로 동부정맥이라 해도 괜찮습니다.

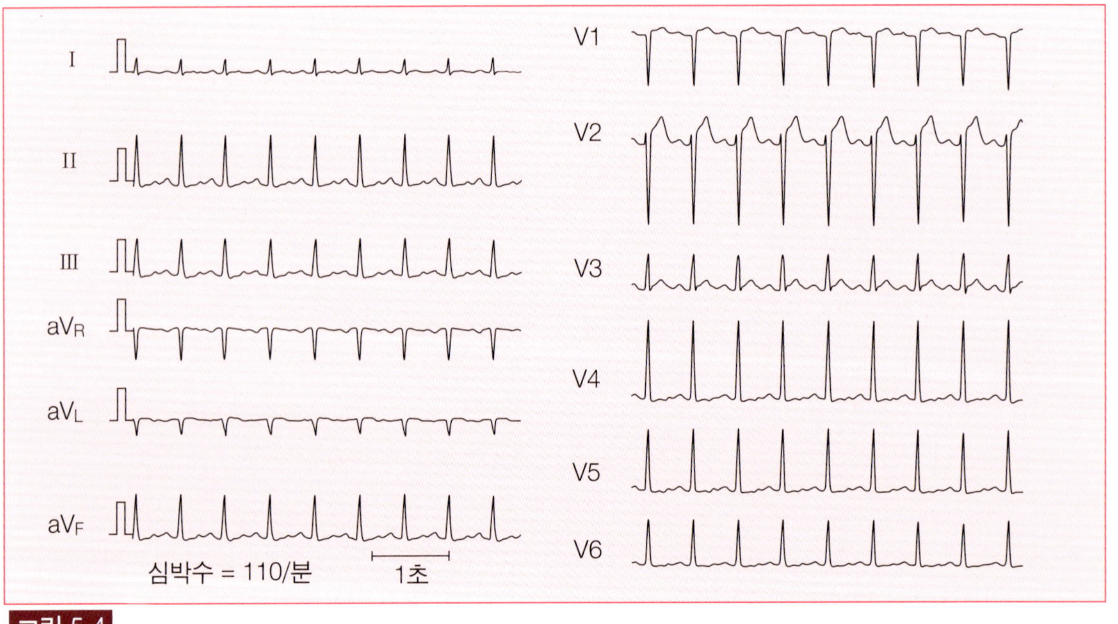

그림 5-4

동부정맥은 「RR 간격이 서서히 늘어나거나 줄어들거나 한다」고 생각하기 때문에 알 수 없게 된다.
RR 간격이 갑자기 변화해도 동부정맥이다.

모집단의 성질에 의한 것이기도 하겠지만, 부교감신경 기능이 정상적이면 동맥 경화의 진전이나 돌연사의 리스크는 낮은 것으로 알려져 있습니다. 반대로 동부정맥이 확인되지 않는 것은 통계적으로 '생명 예후가 좋지 않다' 라고 알려져 있습니다.

'동부정맥 보이지 않는 것' 은 하이리스크다.

그림 5-4는 당뇨병과 고혈압이 있는 환자의 심전도입니다. 심박수 110/분으로 부교감신경 활동이 부족한 것을 엿보게 합니다. 게다가 RR 간격이 거의 일정하고, 동부정맥을 볼 수 없습니다. 고전위는 아닙니다만, V4 ~ V6에서 T파의 평저화가 보입니다. 심에코에서는 심실벽의 비후는 확인되지 않았습니다만, 좌심실구출분획 0.85로 hyperkinetic(움직임이 큰 것입니다)인 심장이었습니다.

이런 환자에서는 부교감신경 기능을 개선하는 것은 꽤 어려운 것입니다만, 일상의 운동은 자율신경 기능의 개선에 유효하다는 것을 알 수 있습니다. 좀더 간단한 대책으로서는 고혈압의 치료로서 β차단제나 레닌-안지오텐신계에 길항하는 약제(ACE저해약이나 안지오텐신II수용체 길항약)를 이용하면 위험도를 감소시킬 수 있는 것으로 생각됩니다.

어디까지의 서맥을 걱정해야 하는가

심박수가 너무 낮으면 걱정이 됩니다. 스포츠를 하고 있는 사람이나 청년이라면, 그런가보다하고 불안이 적을 것입니다만, 중년 이후라면 '병적인 서맥은 아닌가' 하는 의문이 생깁니다.

그러나, 동조율에서도 그 이외의 조율에서도 본인이 아무렇지도 않은 얼굴을 하고 있으면, 우선 대단한 리스크는 없습니다. 「병적인 심박수란?」하고 수치로 생각하기 때문에 알 수 없게 됩니다. 증상이 있으면 병적, 없으면 괜찮다, 그러면 간단합니다.

심전도상에는 동기능부전이라고 진단되어도 항구형 페이스 메이커의 이식을 서두르는 것이 아닙니다. 가령 휘청거림 등의 증상이 있어도 치사적인 문제를 일으키지는 않습니다.

동서맥이나 동정지의 치료 적응은 심전도에 묻는 것이 아니라, 환자에게 묻는다.

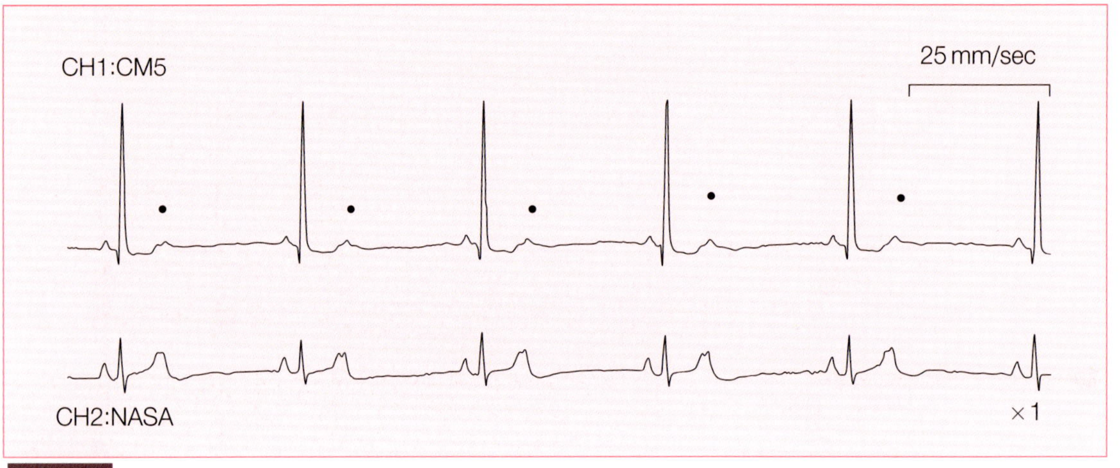

그림 5-5

마지막으로 외관상의 동서맥의 예입니다. 그림 5-5는 심방 기외수축의 2단맥(동수축과 기외수축이 교대로 나타나는 것)입니다. 아직 동수축이 통과하고 나서 시간이 얼마 흐리지 않았기 때문에, 심방 기외수축의 흥분은 방실결절을 통과하여 나갈 수가 없습니다.

그림 5-5의 •은 기외수축의 P파의 위치를 나타냅니다(blocked PAC로 불립니다). 이 환자는 움직이기 시작할 때마다 이 blocked PAC의 2단맥이 되어 심박수가 저하합니다. 헐떡임감도 자각하고 있습니다. 언뜻 보면 동서맥으로 보입니다만, 다른 것입니다.

Chapter 06

심실 기외수축을 어떻게 생각하는가

심실 기외수축을 어떻게 생각하는가

심실 기외수축이란

심실 기외수축(premature ventricular contraction; PVC)은 흔한 부정맥입니다. 기본적인 생각은…

- 홀터심전도에서는 99%에 PVC를 확인한다.
- 정상심의 PVC는 공통된 형태를 가지고 있다.
- 기질적 심질환의 유무에 따라 예후와의 연관성이 다르다.
- 약물 치료는 예후를 개선하지 않는다.

… 라고 하는 것입니다.

어린이의 PVC

학교 검진에서 PVC가 확인된 초등학생을 생각해 보겠습니다. 어느 병원의 선생님은 그 아이에게 심에코, 홀터심전도 및 부하량이 많은 트레드밀 운동부하시험을 실시했습니다.

1년 후와 2년 후의 팔로우 업의 검사에서도 눈에 띄는 이상은 확인되지 않았습니다.

카테콜라민유발성 다형성 심실빈맥(catecholaminergic polymorphic ventricular tachycardia; CPVT)을 고려하여 운동부하 심전도 검사를 고려할 수 있습니다. 꽤 드문 질환입니다만, 운동이나 흥분에 수반해 중증의 심실빈박을 일으켜 소아 돌연사의 원인이 됩니다.

이 진료는 너무 충분한 것처럼 보입니다. 그런데, 아무리 검사해도 뜻하지 않게 돌연사라고 하는 불행한 사태가 생겼다고 하면, 의료 재판에 말려 들어가는 일이 있습니다. 하물며, 아무것도 검사하고 있지 않았으면, 한층 더 비난받겠지요.

PVC를 '어떻게 처리할까'를 아는 것이 PVC의 진료이다.

■ 그럼 소아의 PVC를 '어떻게 처리할까'를 구체적으로 생각합니다.

■ 만약, 당신이 클리닉의 의사라면,
- 사고가 일어나는 빈도는 낮은 것을 설명하고,
- 그래도 전문의에서의 제검사를 받는 것을 권합니다.

■ 큰 병원에 근무해서 소개받는 측이라면,
- 사고가 일어나는 빈도가 낮은 것을 설명하고(여기까지는 위와 같습니다),
- 심에코, 홀터심전도, 최대 부하의 트레드 밀 부하시험을 예약합니다.
- 특별한 소견이 확인되지 않아도 검사 감도의 한계에 대해 언급하고,
- 실신 등의 이벤트가 있으면 시급하게 진찰받을 것도 알립니다.
- 팔로우 업은 그다지 필요없습니다만, "정기적인 팔로우 업이 바람직하다"고 이야기하는 편이 무난합니다.

소아의 PVC에는 수고를 들인다.

성인의 PVC와 그 파형

■ 다음으로 성인의 PVC에 대해 기술합니다. 장기간에 걸쳐서 PVC가 계속 존재하고 있으면, 경과 그 자체가 저위험군인 것을 나타냅니다.

■ 그림 6-1은 건강한 사람에게 보이는 우심실유출로 기원의 PVC입니다. 우심실유출로란 우심실로부터 폐동맥으로 향하는 근처입니다. 어째서 이곳으로부터 PVC가 출현하는지, 이유는 모릅니다. 우심실이 아니고 좌심실로부터 발생하고 있을지도 모릅니다만, 신경쓰지 말아 주십시오.

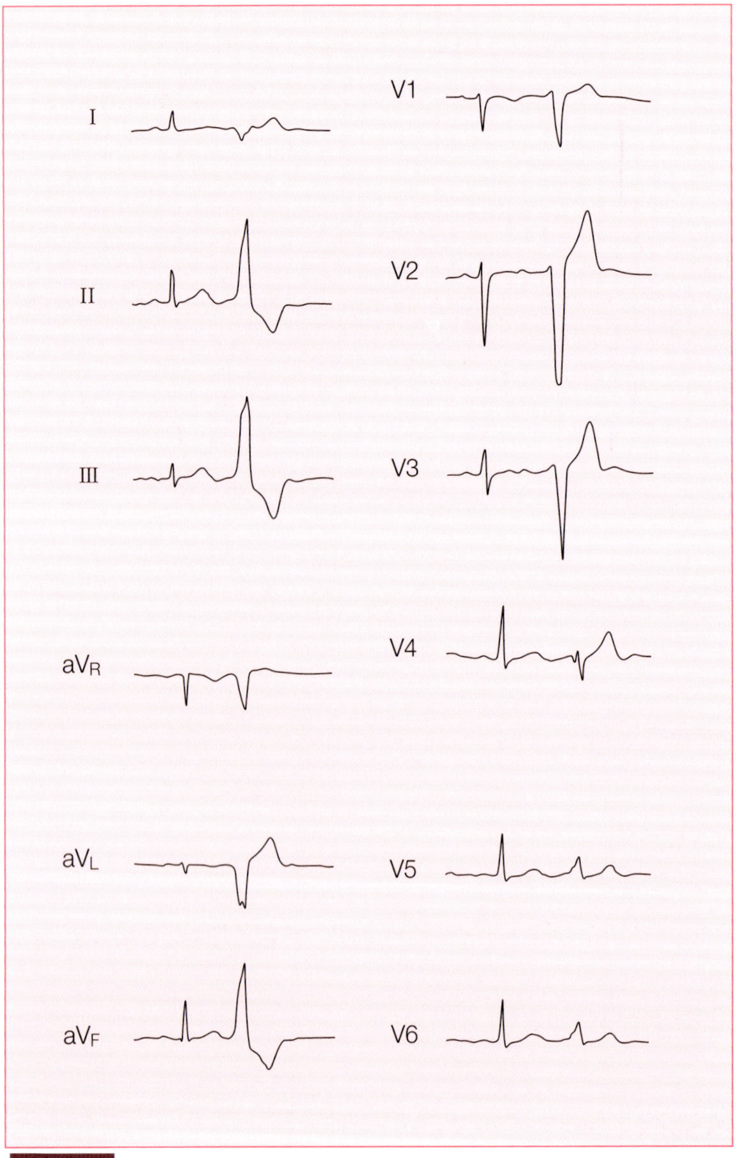

그림 6-1

- PVC 발생의 메카니즘은 자동능이거나 방아쇠 활동(triggered activity)입니다.

- 자동능이라 하는 것은 자발적으로 흥분하는 현상으로 그림 6-2와 같이 PVC와 파형이 같은 QRS가 주기적으로 출현하는 것은 자동능의 메카니즘과 합치합니다(심실조율이라고 부릅니다). 방아쇠 활동은 심근세포내에서 칼슘의 저장 유니트인 소포체로부터 칼슘이 새어 나가서 생기는 것입니다. 심부전에서 PVC가 많아지는 것과도 연관된 메카니즘입니다만, 몰라도 지장 없습니다.

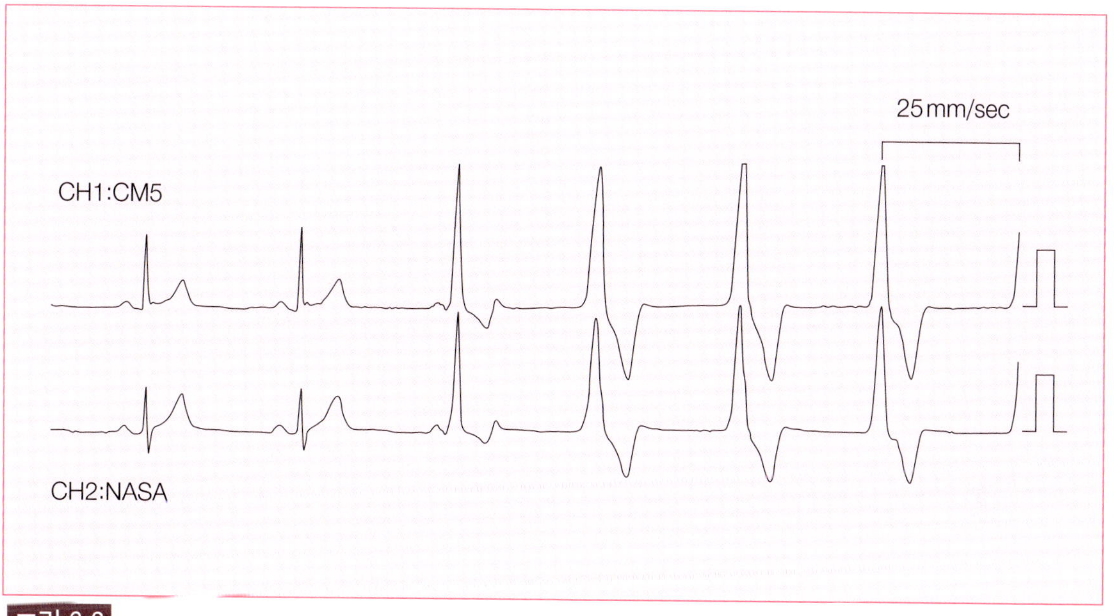

그림 6-2

결론지어 말하면, 다음과 같은 관계가 있습니다.

- 자동능 → 생리적 → 건상심
- 방아쇠 활동 → 병적 → 기질적 심근상해

  이런 것을 의식해서 무엇이 이득이 되는가 하면,
- PVC의 파형 → 메카니즘을 추측 → 기질적 심질환의 유무를 의식한다 → 심근상해의 병태의 검색

  이라고 하는 흐름이 생깁니다.

  그러나, 이것으로도 복잡하기 때문에, 심플하게 …

PVC의 파형 → 심에코의 적응을 결정한다.

… 라고 생각해 주십시오.

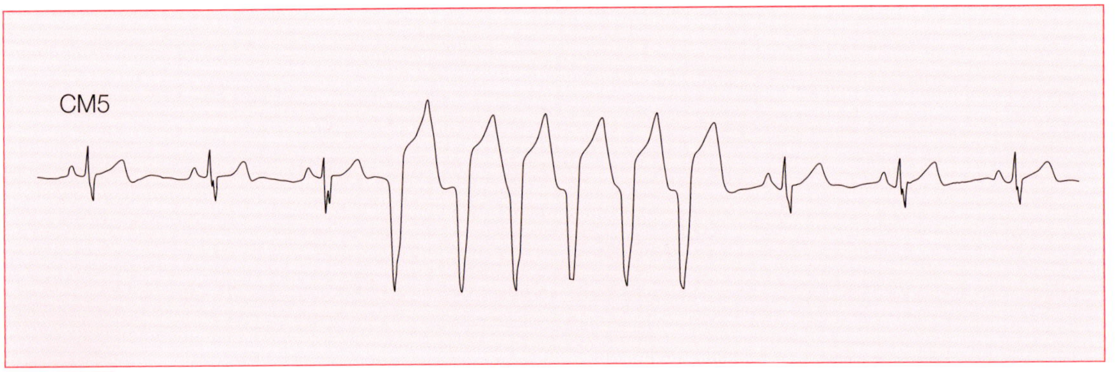

그림 6-3

PVC와 심근상해

■ 심근상해와 PVC의 파형은 어떤 관계가 있을까요?

■ 이것은 간단합니다. 하나의 기준으로서 홀터심전도도 12유도 심전도도 좋으니까,

- II, III, aV_F 유도에서 상향이 아니고(우심실유출로 기원에서는 없는 것 같음),
- 비지속성 심실빈맥을 확인하면 심에코를 오더해 주십시오. 서두르지 않아도 괜찮습니다. 무증상이라면, '기회가 있으면' 정도라도 좋을 것입니다.

■ 비지속성 심실빈맥(nonsustained ventricular tachycardia ; nsVT)이라고 하는 것은 PVC가 3개 이상, 분당 100회 이상의 주기로 계속되는 것을 가리킵니다. 그림 6-3의 PVC 6연발은 비지속성 심실빈맥에 해당됩니다. 비지속성 심실빈맥은 QRS가 연속해서 나타나기 때문에 정보가 많아집니다. RR간격과 QRS의 형태가 조금씩 변화하여 보이는 사람에게는 기질적 심근상해가 있습니다.

■ 그런데 심근 상해란 무엇일까요. 빈도로서 많은 것은 가령에 수반하는 심실근의 변성이며 국소의 허혈이나 섬유화 등이 있어도 비특이적인 병태입니다. 물론, 진구성 심근경색, 확장형 심근증, 고혈압성 심근비대 등이 배경이 되고 있는 일도 있습니다.

■ 여기에 올린 조건의 양쪽을 만족할 필요가 있는지, 한쪽만으로도 심에코를 시행할지는 검사에의 액세스가 간단한지 어떤지에 의존합니다.

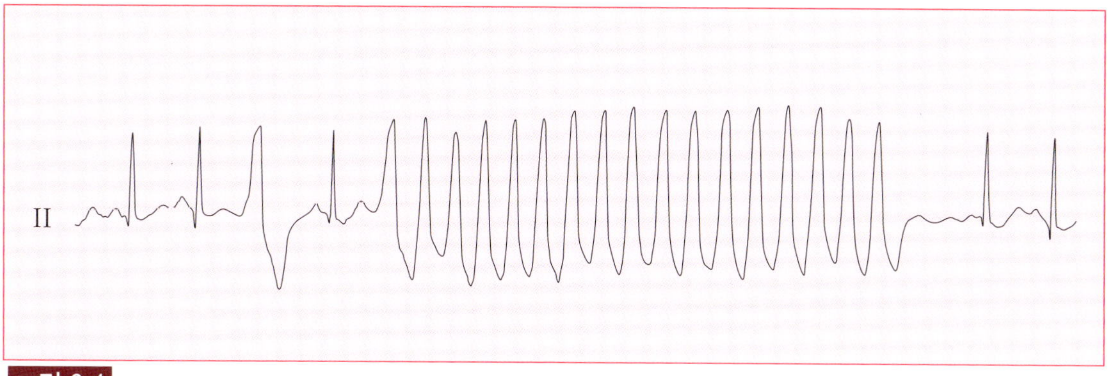

그림 6-4

한편, 그림 6-1과 같이 하벽유도(II, III, aV_F 유도입니다)에서 상향의 흔들림이 대부분으로, 비지속성 심실빈맥이 확인되지 않으면 건상심으로 단정합니다. 적당한 룰로 생각되겠지만, 원래 심전도에서 얻을 수 있는 정보는 대략적인 것이기 때문에 이 정도로 충분합니다.

우심실유출로 기원으로 단발의 PVC라면 정밀검사하지 않는다.

그런데 PVC의 분류로서 Lown의 분류라고 하는 것이 있습니다(라운이라고 읽으며, 론은 아닙니다). 이것은 리스크의 계층화로서는 도움이 되지 않습니다. 홀터심전도를 보면 연발의 PVC나 다형성(QRS가 2종류 이상 있는 것입니다)은 흔한 소견입니다. 높은 그레이드에 해당하는 사람이 너무 많아서 가치가 있는 분류는 되지 않습니다.

Lown의 분류를 엄밀하게 PVC의 리스크와 관계한다고 생각하면 걱정이 된다.
Lown의 분류는 몰라도 좋다.

빈발하는 PVC

그런데, PVC가 1일에 1만개 이상이나 생기고 있는 환자가 있습니다. PVC가 빈발하고 있으면 서로 증상은 그다지 심하지 않은 경우도 흔합니다. 너무 빈발하면 둔감해지기 때문에 자각 증상은 오히려 1일 수 백개부터 수 천개 정도 PVC가 발생하는 환자의 경우가 더 흔합니다.

또, 1일에 2, 3만개에서도 PVC 때문에 심부전이 발생되는 경우는 흔치 않습니다. 그림 6-4는 우심실 유출로 기원의 PVC의 연발입니다. 3연발 이상에서 지속시간이 30초 미만이기 때문에, 비지속성 심실빈맥입니다. 이런 에피소드가 하루종일 계속되면 수만개를 카운트하게 됩니다. 그럼에도 심부전이 발생하는 경우는 많지 않습니다.

PVC 빈발로 심부전이 흔히 발생하지는 않는다.

PVC의 치료

PVC에 의한 자각 증상이 심해서 삶의 질이 저해되는 경우가 있습니다. 환자가 정말로 괴로운 것 같으면 드물게 투약도 합니다만, 좀처럼 만족할 만한 효과는 얻을 수 없습니다. 메카니즘에 근거해 약물을 선택한다고 하지만, 기대만큼 효과가 좋은 약물 치료는 없습니다.

PVC에의 약물 치료에 이론적인 뒷받침이 있다고 생각하기 때문에 알 수 없게 된다.
리스크가 적은 것부터 시험할 뿐이다.

물론, 경험 풍부한 선생님이라면 환자의 대사 기능이나 baseline의 심기능, 성별이나 연령 등 여러가지 기준을 고려해 항부정맥약을 선택하고 있겠지만, 효과에 대해 그다지 확신은 없습니다.

덧붙여, 고주파로자절제술이라고 하는 치료법도 때로 선택됩니다.

여러 가지 이야기했습니다만, 정리하면 …

> PVC를 치료의 대상이라고 생각하기 때문에 알 수 없게 된다. PVC는 심근 상해의 유무를 추측하는 힌트라고 생각한다.

… 라고 하는 것입니다.

Chapter 07

QT연장을 이미지한다

QT연장을 이미지한다

QT 시간은 측정하지 않는다

- QT 시간은 심전도의 파라미터로서 가장 중요한 소견중 하나입니다. QT 시간은 빈맥성 심실부정맥과 관련되어 있다는 점에서 매우 중요합니다.

- QT 시간의 정상치는 몰라도 괜찮습니다. 외형에서 RR 간격의 반 이하 혹은 0.5초 이하라고 하는 적당한 룰로 충분합니다.

- 심전도에서 중요한 것은 「정확하게 측정하는 것」이 아니고, 파형으로부터 정성적으로 심장의 전기현상을 이미지하는 것입니다.

- 이렇게 말하면 왠지 모르게 어렵게 느낄지도 모릅니다만, 예를 들면 큰 R파와 작은 R파를 보면, 전자 쪽이 건강이 좋을 것 같은 인상을 받지 않습니까. 작은 R파(저전위라고 표현됩니다)는 살아 있는 심근이 감소하고 있는 것을 반영하고 있을지도 모르고, 심장 주위에 심막액이 저류하여 심실 흥분의 전기가 전극까지 도착해 있지 않은 것인지도 모릅니다. 이러한 병태를 상상하는 것이 심전도를 읽는 것입니다.

- 마르고 키가 큰 남성이 자연기흉이 되기 쉬운 것은 잘 알려져 있습니다만, 신장 몇 cm를 넘으면 갑자기 기흉이 되기 쉬워진다, 이런 것은 아닙니다. 여러 임상적인 현상은 어떤 경향을 추측하는데 이용될 뿐이며, 뚜렷한 경계선을 그리는 것은 어렵습니다.

- 비록 디지털 해석이 가능한 심전도라도 심전도 그 자체는 영구히 아날로그입니다. 아날로그란 임프레션이 우선한다고 하는 것입니다.

PQ 시간이나 QT 시간을 측정하는 것=심전도 판독이라고 생각하기 때문에, 알 수 없게 된다.
심전도 판독은 '측정하지 않는 것' 이 중요하다.

QT 시간이란?

- QT 시간으로 돌아옵니다만, 심장의 전기 현상은 해변의 파도를 닮았습니다. 밀어닥치는 파도가 심근의 흥분, 밀려가는 파도는 재분극(흥분의 종료)에 해당됩니다. QT 시간이 길다고 하는 것은 파도가 밀려가는데 시간이 걸리는 것을 의미합니다.

- QT 시간이 길면 어째서 좋지 않은 것일까요.

- 파도가 밀려가는데 시간이 걸린다고 하는 것은 파도의 흐름을 방해하는 무엇인가가 해변에 산란하고 있다고 하는 것입니다. 심실에는 흥분이 좀처럼 소실되지 않으면 때로 새로운 흥분이 태어날 수 있다는 재미있는 성질이 있습니다. 이것이 부정맥 발생의 원리중 하나입니다.

- 이상과 같은 심근의 전기 현상에는 칼륨 이온의 흐름이나, 세포내 칼슘 이온의 동태 등이 복잡하게 관계되어 있습니다.

- 상세하게 이해할 필요는 없습니다만, 저칼륨혈증이 되면 QT 시간이 길어지는 것은 필수의 지식입니다. 저칼륨혈증은 때로 치사적인 전해질 이상이 될 수 있으므로, 전문 영역이 무엇이든 감각적 느낌이 요구됩니다.

QT 연장의 원인중 하나에 저칼륨혈증이 있다. 저칼륨혈증은 치사적 부정맥을 일으킬 수 있다.

QT 연장증후군

QT 연장증후군이라고 하는 것이 있습니다. 진단 기준은 있습니다만, 일상 진료에는 필요 없습니다. 필요한 것은 QT 연장증후군의 가능성을 파악하는 것입니다만, 그것은 12유도 심전도의 컴퓨터 진단에 기재되어 있는 QT 시간의 측정치에서 얻을 수 있는 것이 아닙니다. 유전적인 배경을 가진 QT 연장증후군은 T파의 형태에의 위화감으로 알아차리는 것입니다. 이 위화감이 없고, 단지 QT 시간이 정상 범위를 일탈하고 있을 뿐이라면, 우선 의의적인 정보는 되지 않습니다.

진단 기준을 통째로 기억하려고 하기 때문에 무리가 있다.
진단 기준이 '존재한다' 는 것만 알고 있으면 괜찮다.

그림 7-1A는 T파의 뒤가 조금 기선을 빠져 부풀어 오르고 있는 듯이 보입니다만, 특별히 QT 연장도 없고, 이상이라고 할 정도가 아닙니다. 그런데 B의 5번째 심박동 이후의 T파는 둥근 모양을 보이며 얼핏 보기에 익숙치 않은 형태를 하고 있지 않습니까(⬇).

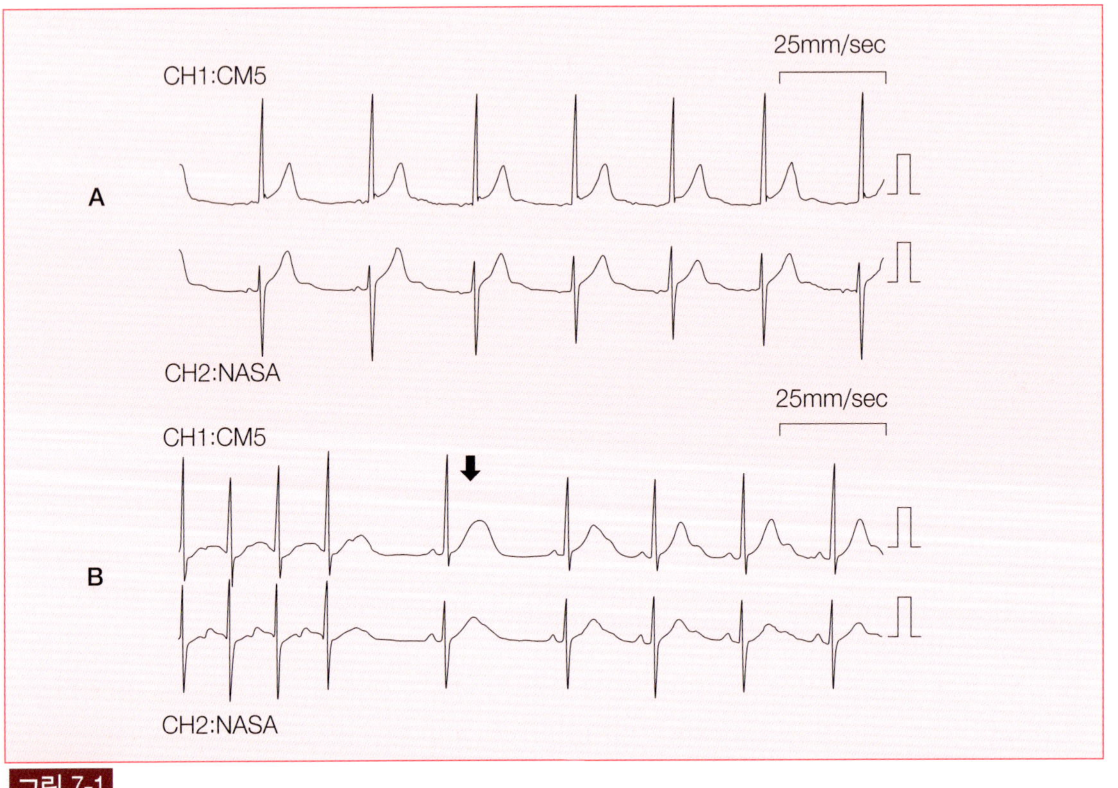

그림 7-1

선행하는 4박은 심방 기외수축의 short run입니다. short run이 끝난 후, 1.2초의 간격을 두고 5번째 심박동이 생기고 있습니다. 이 조금 길어진 인터벌의 탓으로 심실근의 재분극(전기적으로 정지상태에 복귀하는 과정입니다)의 진행에 이상이 생긴 것을 엿보게 합니다. QT 시간으로서는 600 ms 정도이므로, 정상 범위는 넘고 있습니다.

QT 시간의 길이에 사로잡히면 알 수 없게 된다. T파 형태의 다이나믹한 변화에 주목한다.

이 심전도를 보면 어떻습니까? 소아에게서 기록되고 있다면, 꽤 주의가 필요하고, 30세 정도의 여성이라도 문제가 됩니다. 왜냐하면 유전적인 QT 연장이 있어도 돌연사나 실신이 생기는 것은 연령과 성에 관계됩니다.

여성에서는 중년까지 리스크가 있다고 이야기하고 있지만, 무치료의 남성이 무사하게 성인에 이르면 우선 사고의 가능성은 적다고 말하고 있습니다. 현실적으로 성인이 되고 처음으로 실신 등이 생기는 선천성 QT 연장증후군에는 우선 맞지 않는다고 생각해도 좋을 것입니다.

실은, 이 심전도는 30세 넘은 성인 남성에게서 기록된 것입니다. 최선의 선택인지 어떤지는 둘째치고, 지금까지 실신 등의 이벤트가 없으면, 면밀한 검사나 치료는 권하기 어려운 것입니다.

한편, 만약 다형성 심실빈박(torsades de pointes : 토르자데 드 포왕)을 의심하게 하는 증상 호소가 있고, 이 심전도 변화가 기록된 것이라면 전문의와 상담하는 것이 바람직합니다.

서맥

후천성 QT 연장증후군이라고 하는 질환이 있습니다. 유전적인 요소가 농후하고 소아에게서 확인되는 것이 선천성 QT 연장증후군입니다만, 후천적으로도 QT 연장에 수반하는 사고가 생길 때에는 심근재분극과 관계되는 어떠한 잠재적 유전적 이상도 부분적으로는 관여하고 있다고 생각합니다.

그림 7-2A는 방실차단의 예입니다만, 2 : 1의 방실차단이 있습니다. 2 : 1 방실차단에서는 웬켄바하형(PQ 시간이 연장하고 나서 QRS가 탈락하는 타입)인가 모비츠형(PQ 시간의 변동없이 갑자기 QRS가 탈락하는 타입)인가는 구분할 수 없습니다. 3개의 QRS는 각차단의 형태이기 때문에, 나머지

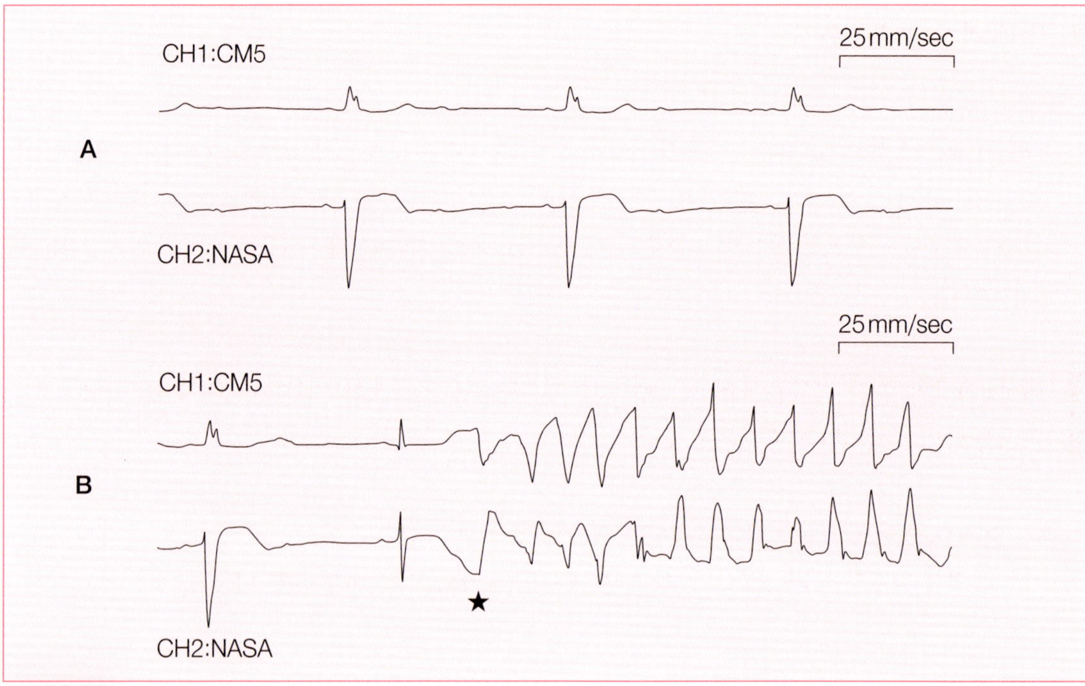

그림 7-2

의 1개가 연결되거나 두절되는 형태를 띄고 있습니다. 확대한 QRS에서, 또한 서맥이기 때문에 QT 연장은 눈에 띄지 않습니다.

그림 7-2B의 2번째 심박동은 정상의 QRS입니다. 이때 CH2에서는 하향의 큰 T파가 나타나고 있습니다(★). 음성 T파의 한가운데로부터 다형성 심실빈맥이 개시되고 있기 때문에, 어느 정도의 QT 시간인가는 측정할 수 없습니다. 대략적으로 봐도 QT 시간은 1,000 ms는 되는 것 같습니다. 이 정도 눈이 번쩍 떠지는 정도의 변화야말로 병적인 QT 연장입니다.

이와 같이 방실차단에 의한 서맥은 다형성 심실빈맥을 일으키는 원인이 됩니다. 이 타입의 다형성 심실빈맥이 torsades de pointes로 불리는 것입니다. 반대로 발작성 심방세동 등의 상실성 빈맥이 나타난 후에 동정지가 생기는 것도 잘 알려져 있습니다. 서맥빈맥증후군으로 불리는 동부전증후군의 한 형태입니다. 서맥과 빈맥은 서로 표리의 관계에 있습니다. 이 생각은 부정맥 치료에 있어서 유의해야 할 것입니다.

서맥은 빈맥을 부르고, 빈맥은 서맥을 부른다.

약제에 의한 QT 연장

마크롤라이드계의 항생제나 일부의 항알레르기제도 QT 연장과 그에 수반하는 부정맥(약제에 의한 torsades de pointes가 그 전형례입니다) 발생과 관련되는 것으로 알려져 있습니다. 다만 드문 일이므로 그다지 신경쓰지 않아도 괜찮습니다. 그러나, 항부정맥약제에 의한 부정맥 작용은 흔한 부작용입니다.

여러가지 약제가 QT 연장을 부른다고 하는 지식이 혼란을 부른다. 항부정맥약 이외의 약제에서 리스크가 있는 QT 연장은 생각만큼 흔하지 않다.

그림 7-3A는 어떤 항부정맥약을 투여하기 전후의 심전도입니다. 투여전에도 음성 T파가 있습니다만, 허혈성 심질환의 환자입니다. 항부정맥약의 투여에 의해 T파가 한층 더 깊어지고 있고, QT 시

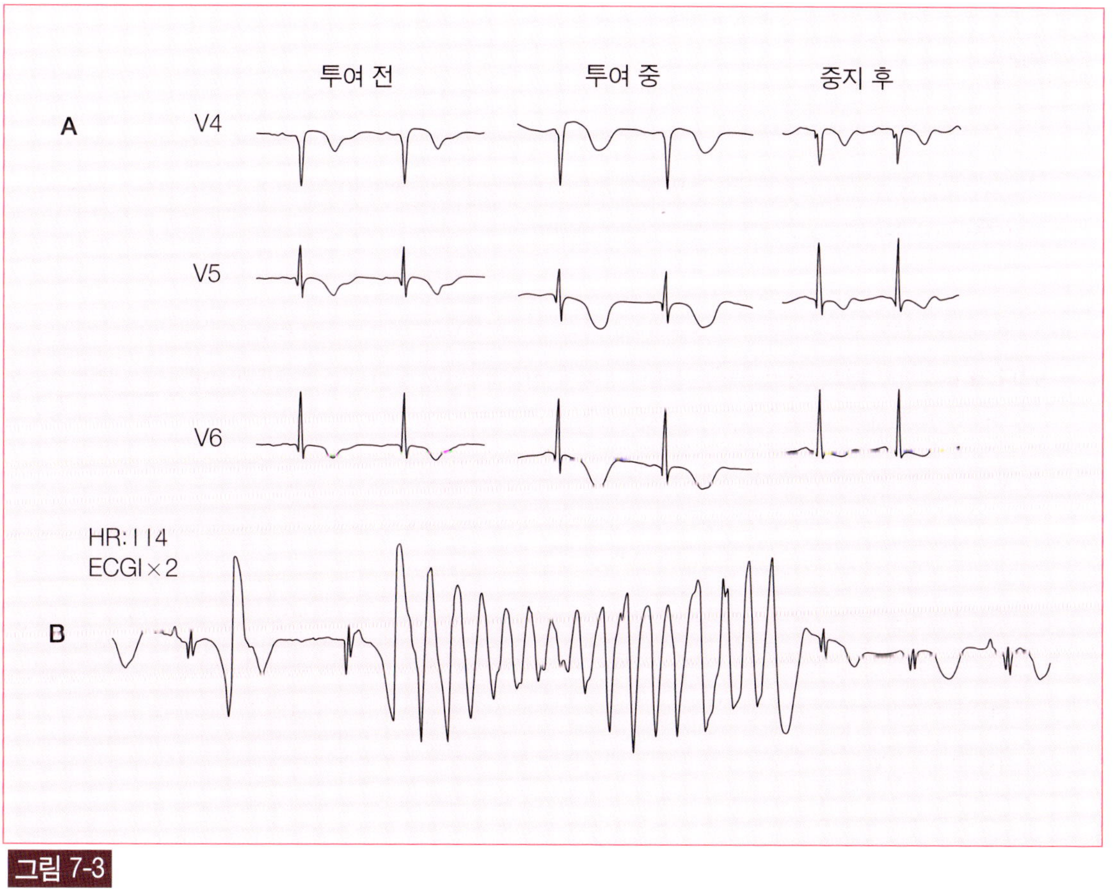

그림 7-3

간은 원래 600ms 정도였지만, 치료 중에도 QT 시간 그 자체에 대폭적인 연장이 있는 것은 아닙니다. 방금전에도 말했듯이 QT 연장을 「길이」로 생각하면 알 수 없게 됩니다. QT 연장은 T파의 형태로 파악해 주십시오.

- 이 약물치료의 사이에 현기증감이 있었습니다만, 그것은 그림 7-3B에 보이는 다형성 심실빈박에 의한 것이었습니다. 현재 일반적으로 사용되고 있는 항부정맥제중 torsades de pointes를 일으키는 것으로는 디소피라미드, 시벤졸린 및 베프리딜 정도가 있습니다.

- 여러가지 말해 왔습니다만, 중요한 것은 하나입니다. QT 시간이 조금 길어도 신경쓰지 말아 주십시오.

서맥, 항부정맥약 치료, 혹은 전해질 이상이 없는 성인이라면 QT 시간이 조금 길어도 신경쓰지 않는다.

Chapter 08

허혈을 예측하는 ST저하

허혈을 예측하는 ST저하

좌심실 비대로 설명할 수 있는 경우

- ST 저하는 허혈성 심질환의 진단에 중요한 정보가 됩니다. 갑자기 ST 저하가 출현했다면 긴급사태일 가능성이 높습니다.

- ST 저하뿐만이 아니라, ST-T 변화의 전체에 말할 수 있는 것입니다만, 심전도 소견이 어떤 시간경과로 나타나는지가 중요합니다. 간단히 말하면, 1장만의 심전도로는 좀처럼 정확한 진단은 얻기 어려운 것입니다.

- ST 저하가 허혈성의 것인가 비허혈성의 것인가 어떻게 판별하면 좋을까요. 간단한 결정적 수단이 있으면 좋겠습니다만, 절대적인 감별법은 없습니다. 순환기 진료에 익숙한 의사라도 흔히 실수합니다.

> 허혈인지 비허혈인지 심전도로 판별하려고 하기 때문에 어려워진다. 좌심실 비대로 설명할 수 있는 경우를 제외하고 모두 허혈을 염두에 둔다.

- 좌심실 비대로 설명할 수 있는 ST 저하에는 어떤 특징이 있을까요. 심초음파 검사소견이 없다면 고전위와 ST-T절 변화의 양쪽소견이 동시에 오인이라면 좌심실비대의 가능성을 생각합니다.
  - 무증후의 환자에서,
  - 고전위를 수반하는 ST 저하라면,

  … 우선, 이 ST 저하는 좌심실 비대에 의한 것이라고 추측합니다.

- 다음으로, ST 저하의 형태에도 주목합니다. 흔히 사용되는 용어에 스트레인 패턴이라고 하는 것이 있습니다. 애매하고 잘 정의되어 있지 않은 부적절한 용어라고 하는 의견도 있습니다만, 비대나 압부하를 배경으로 한 ST 저하를 표현할 때에는 편리한 용어입니다. 스트레인 패턴이란 QRS의 종말

절부터 ST 저하가 확인되고, 하행 부분의 기울기는 완만하고 후반의 상행 부분이 험준한 형태를 하고 있습니다. T파는 음성이 됩니다만, 그 깊이의 정도는 여러가지입니다.

- 그림 8-1은 비대형 심근증의 스트레인 패턴입니다. 이 심전도라면 허혈성 심질환은 우선 생각하지 않습니다. 내과를 전문으로 하고 있다면, 보는 순간에 「허혈성 심질환은 아니다」라고 생각해야 합니다. 순환기 전문의라면 비대형 심근증이라고 하는 병명을 생각할 수 있어야 합니다.

- 좌심실 비대에서는 스트레인 패턴이라고 하는 ST 저하가 확인되는 경우가 많습니다만, 그림 8-1만큼 현저하지 않은 경우가 대부분입니다. 심에코를 기록해도 좌심실의 벽의 두께(중격과 후벽은 정상적인 것은 8~12mm)가 20mm를 넘는 경우는 좀처럼 드뭅니다. 심한 벽두께의 증가가 없어도(즉 13~18mm 근처) 스트레인 패턴은 생깁니다.

- 다시 말하면, 심에코에서 좌심실 비대에 나타나기 전에 이미 ST 저하가 출현하고 있는 일도 있습니다. 예를 들면 고혈압 환자에서 심실벽이 두꺼워지기 전에 스프레인 패턴이 나타날 수 있습니다.

> 고전위를 수반하는 스트레인 패턴은 좌심실비대로 한다. ST-T 변화가 없는 고전위는 무턱대고 좌심실비대라고 해석하지 않는다.

- 덧붙여 고전위라고 하는 소견도 흔한 소견으로 이 기준만으로 좌심실비대를 진단한다면, 일본은 온통 좌심실비대투성이가 되어 버립니다.

- 허혈인가 비허혈인가로, 그 후의 대처를 어느 정도 서두를지 정해집니다. 좌심실비대라고 읽으면 심에코를 보고 싶어지는데, 그만큼 급합니다.

- 그림 8-2는 확장형 심근증 환자의 심전도입니다. V4~V6는 1/2의 게인(gain)으로 기록되고 있기 때문에, 고전위의 진단기준에 합당합니다. 덧붙여서 고전위의 크라이테리아는 여러 가지 있습니다만, V5유도에서 R파가 25mm를 넘는다는 것이 제일 단순하고 기억하기 쉬운 것입니다. V1의 S와 V5의 R를 더해 몇mm라고 하는 것도 있습니다. 어느것이라도 좋아하는 쪽을 사용하면 좋겠습니다만, 진단기준에 사로잡히면 정신없기 때문에, 간단한 것을 하나 알아 두면 좋을 것입니다.

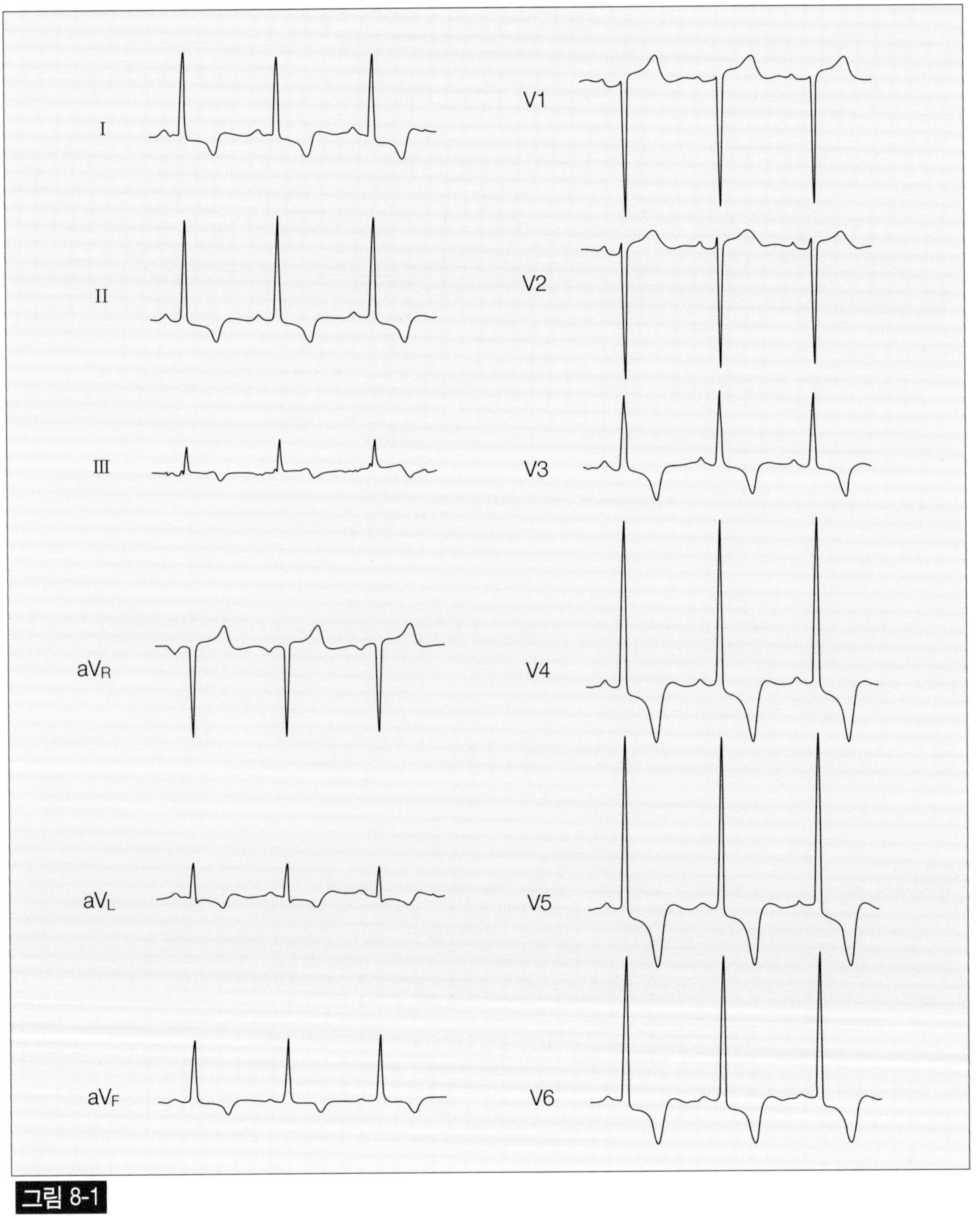

그림 8-1

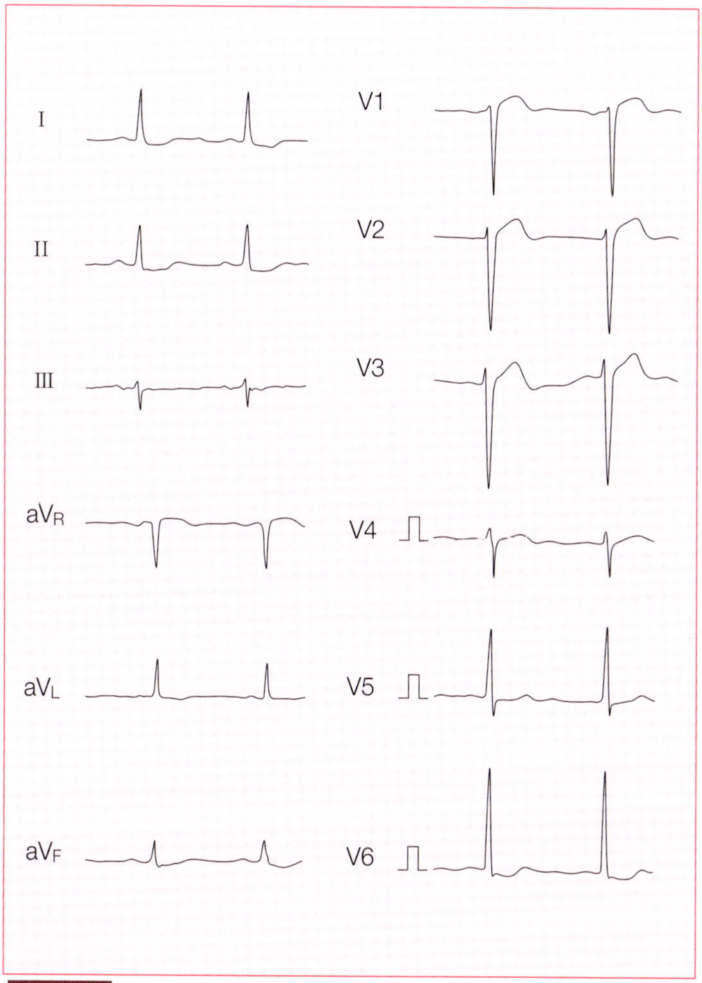

그림 8-2

고전위나 좌심실비대의 진단 기준을 기억하려고 하면 앞으로 나아갈 수 없게 된다.
예를 들면, V5의 R파고 > 25 mm로 고전위라고 하는 룰 하나로도 충분하다.

그림 8-2의 심전도로 돌아옵니다만, 고전위에 더하여 ST 저하가 눈에 띕니다. 여기서, 고전위 + ST-T 변화라고 하는 합치기 기술로 좌심실비대라고 하는 심전도 진단에 도달합니다.

허혈의 패턴

그림 8-2의 심전도에서 허혈이 관련되고 있을 가능성은 없을까 묻는다면, 「가능성은 있다」고 생각합니다. 그러나 고전위라도 ST 저하의 형태가 그림 8-1과 같이 비대형 심근증같은 뚜렷한 좌우 비대칭의 음성 T파가 없기 때문에, 결정적 수단이 없습니다. "어느 쪽도 있을 수 있다" 라고 하는 것이 정답입니다.

절대, 허혈로 결정해도 좋은 경우는 그림 8-3과 같은 심전도입니다. 자주 ST 저하의 형태를 up-slope(상행)형, horizontal(수평)형, down-slope(하행)형이라고 표현합니다. 허혈의 가능성이 가장 높은 것은 수평형의 ST 저하입니다. 그림 8-3은 대부분의 분들이 '이것이라면 우선 진짜 심근허혈', 이라고 생각해 줘야 할 경우입니다.

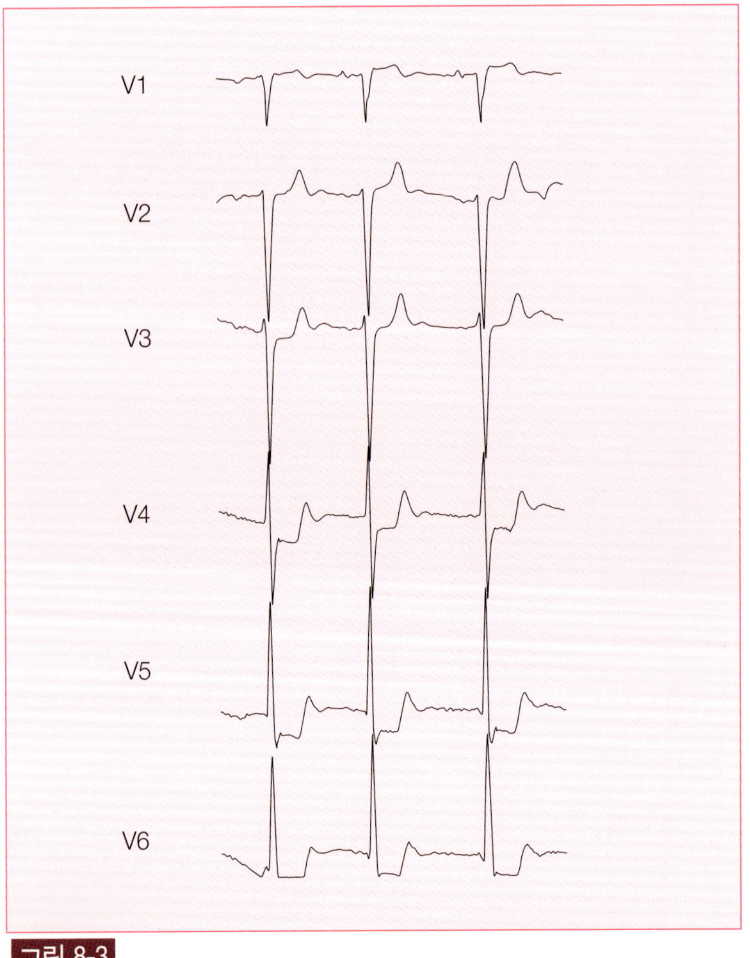

그림 8-3

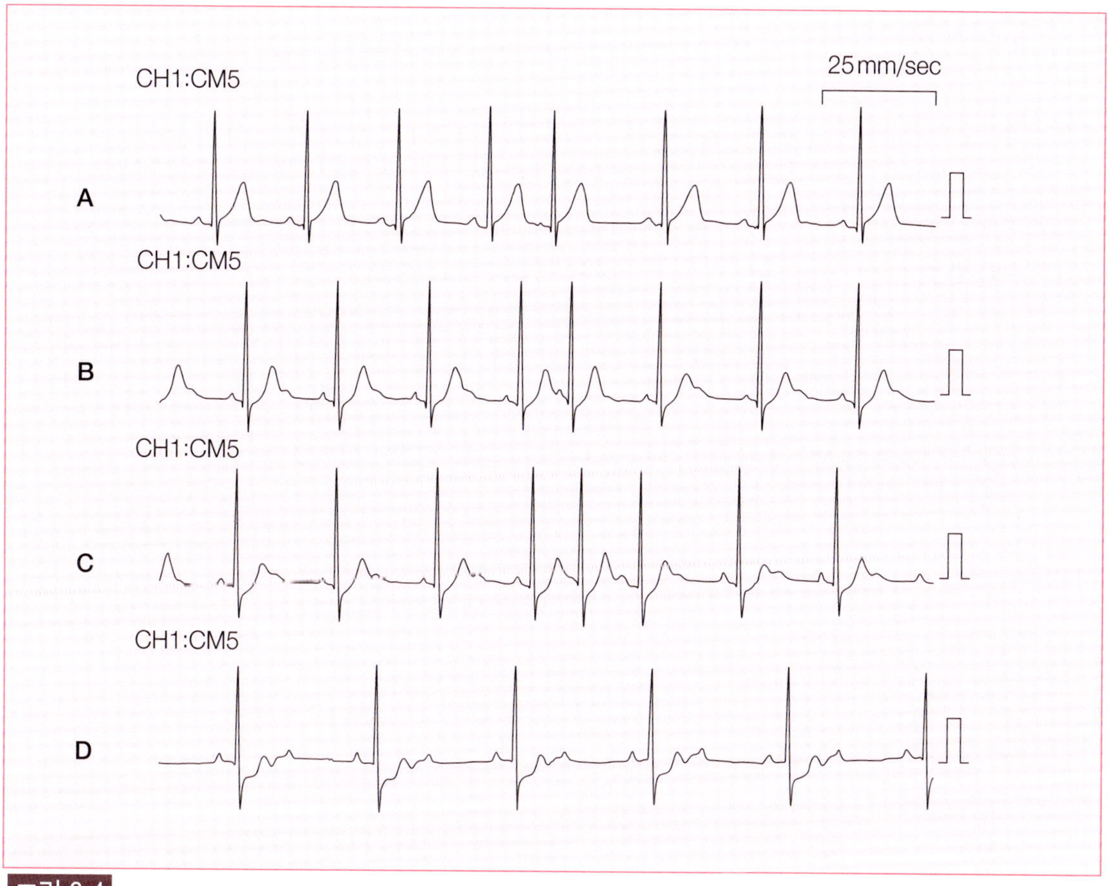

그림 8-4

- 또한 ST 저하의 부위가 '국한성'으로 관동맥의 지배 영역과 대응하고 있는 것도 진단에는 중요하다고 합니다만, 관동맥병변이 말초에서의 협착인가 근원에 가까운 협착인가에 따라 구분하기 어려운 면이 있습니다. 이러한 판단은 조금 높은 수준의 순환기 전문의들에게 요구되는 판단입니다.

- up-slope형의 ST 저하는 허혈의 가능성은 낮다고 합니다. 이것은 사실입니다. 특히 심박수가 높을 때에 생기는 무증후의 up-slope형 ST 저하는 비특이적입니다. 즉 관상동맥병변은 시사되지 않습니다.

심박수 상승시에 보이는 up-slope형의 ST 저하는 허혈이라고 읽지 않는다.

- 특히 발작성 상실성 빈맥에서 확인되는 ST 저하는 거의 생리적인 것으로, 의미는 없습니다.

그런데, 심박수가 낮을 때에 보이는 up-slope형의 ST 저하는 반드시 무시할 수만은 없습니다. 그림 8-4의 A가 baseline의 파형입니다. B에서는 up-slope형의 ST 저하입니다만, 이것으로는 허혈의 이벤트인지 아닌지 확신을 가질 수 없습니다. C가 되면 급성의 허혈을 의심하고 싶어집니다. 결국 D가 되어 허혈성 심전도 의심소견이 늘어났습니다. B나 C에서는 좀처럼 자신을 갖고 진단할 수 없을 것입니다만, 몰라도 괜찮습니다.

그런데, 이 D는 재미있는 소견을 보입니다. P파와 QRS파가 2:1의 방실차단을 보이고 있습니다. 심근허혈에 의해 방실전도가 장해를 받는 것은 잘 알려져 있습니다. 자율신경이 관여되는 경우와 자극전도계 그 자체에 허혈이 발생되는 경우, 그 메카니즘은 차치하고 PVC의 군발, 방실차단, 혹은 고도의 동서맥 등의 부수 소견을 수반하는 ST-T 변화는 진짜의 허혈입니다.

ST 저하의 진단에서 중요한 것은 그야말로 허혈성 심질환인것 같지 않은 경우 환자를 검사하게끔 몰아세우지 않는 것입니다. 반대로 정형적인 증상이 있다면, 대단한 ST 저하가 없어도 정밀 검사를 서두르는 것이 좋을 것입니다. 증상만을 근거로 관동맥조영을 시행하는 것은 결코 부적절한 선택이 아닙니다.

> 허혈인지 어떤지 심전도 파형에 사로잡히기 때문에 알 수 없게 된다. 그만한 연령에서 흉부에 위화감이 있으면 관질환으로서 취급한다.

디기탈리스 효과

마지막으로 디기탈리스 효과에 대해 한마디. 디기탈리스 효과란 디기탈리스를 복용중에 보이는 ST 저하입니다만, 이것은 디기탈리스 중독이 아니라도 출현합니다. 심근 장해가 있는 심장에서 확인하기 쉬운 경향은 있는 것 같습니다만, 특별히 치료적인 의미는 없습니다.

심박수 상승시에 ST 저하가 현저해지기 때문에 운동부하시험의 위양성의 원인이 됩니다. 너무 디기탈리스 효과에 좌지우지되면 귀찮기 때문에, 협심증상이 없는 디기탈리스 투여중의 ST 저하는 신경쓰지 않도록 합니다.

> 디기탈리스 투여중의 ST 저하는 판정할 수 없다고 단정짓는다.

Chapter 09

이상 Q파와 이상하지 않은 Q파

이상 Q파와 이상하지 않은 Q파

이상 Q파란

이상 Q파는 심근경색 후의 심전도 소견으로서 가장 중요한 소견입니다. 원래 Q파가 눈에 띄지 않아야 할 유도에 큰 Q파가 확인되는 것을 이상 Q파라고 부릅니다.

R파의 1/4 이상의 깊이가 있고 폭이 0.04초 이상이라고 하는 것이 하나의 진단 기준입니다. 깊이에 대해서는 다른 기준도 있습니다만, 기억할 필요는 없습니다. 좀 더 지식을 깊게 하고 싶으면,

- V1이나 V2와 같이 본래 Q파가 보이지 않는 유도에서는 Q파가 존재하는 것만으로 이상이라고 보는 것과,
- III 유도 기서는 정상에서도 Q파를 보일 수 있다.

… 도 알아 두어도 좋을 것입니다.

이상 Q파는 심근경색 후 외에 해부학적인 이상, 비대, 확장, 비허혈성의 심근 변성, 자극 전도계와 관련되는 것 등 다채롭습니다만, 여기에서는 경색 후의 것을 중심으로 이야기합니다.

심근경색에서 이상 Q파가 어째서 출현하는지, 그 기전에 대한 설명은 여러 가지 있습니다. 그 골자는 「괴사된 심근의 경우, 심근의 괴사에 의해 국소적으로 전기 활동이 없어지는 것에 비해 비괴사 영역의 전기 활동의 초기 벡터가 경색 영역에 근접한 전극에서 볼 때 멀어지는 방향으로 작용한다」라고 하는 것입니다. 이것으로는 무슨 말을 하고 있는지 잘 알 수 없기 때문에,

- 부분적으로 심근이 손상되면 그 가까이의 전극에서 얻어지는 R파 성분이 작아지며, 그 연장선상의 현상으로서 Q파가 생긴다.

… 라고 하는 정도로 끝마칩시다.

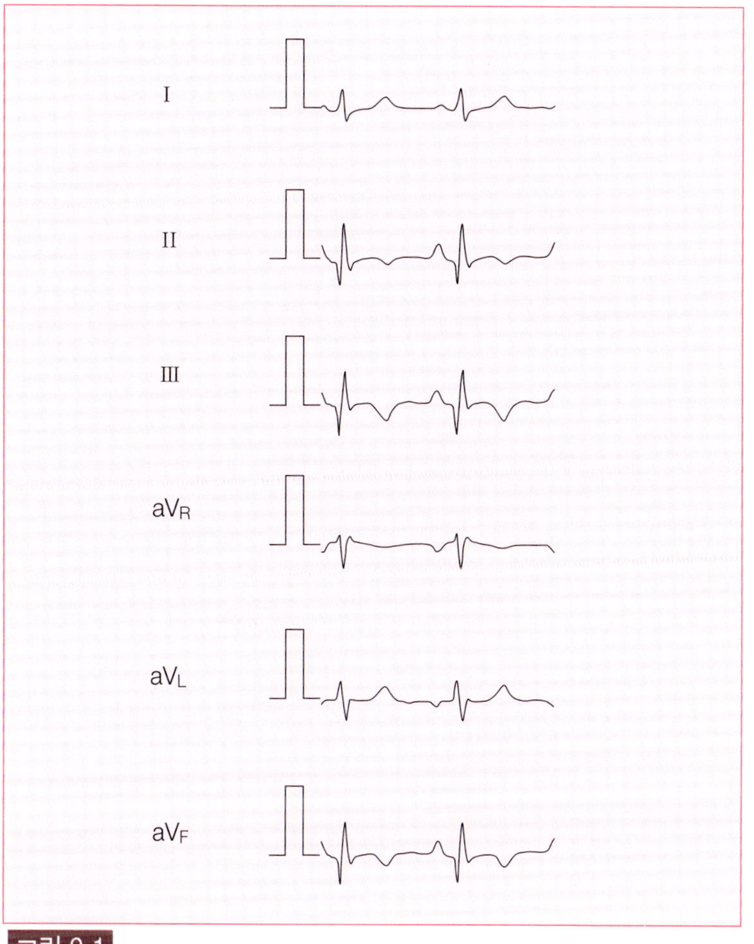

그림 9-1

- 심전도 파형의 성립에 관한 메카니즘에 대해서는 정확함을 요구하면 이해하기 어려워집니다. 임상적으로는 단순함을 우선합니다.

심근경색 후에는 음성 T파를 수반한다

- '이상 Q파가 있어도 심근경색이 아닌 것' 도 있고, '이상 Q파가 없어도 심근경색인 것' 도 드물지는 않습니다. 진단의 포인트는 「이상 Q파는 음성 T파와 같은 ST-T 변화를 수반할 때」에 진단적 가치가 크다고 하는 것입니다.

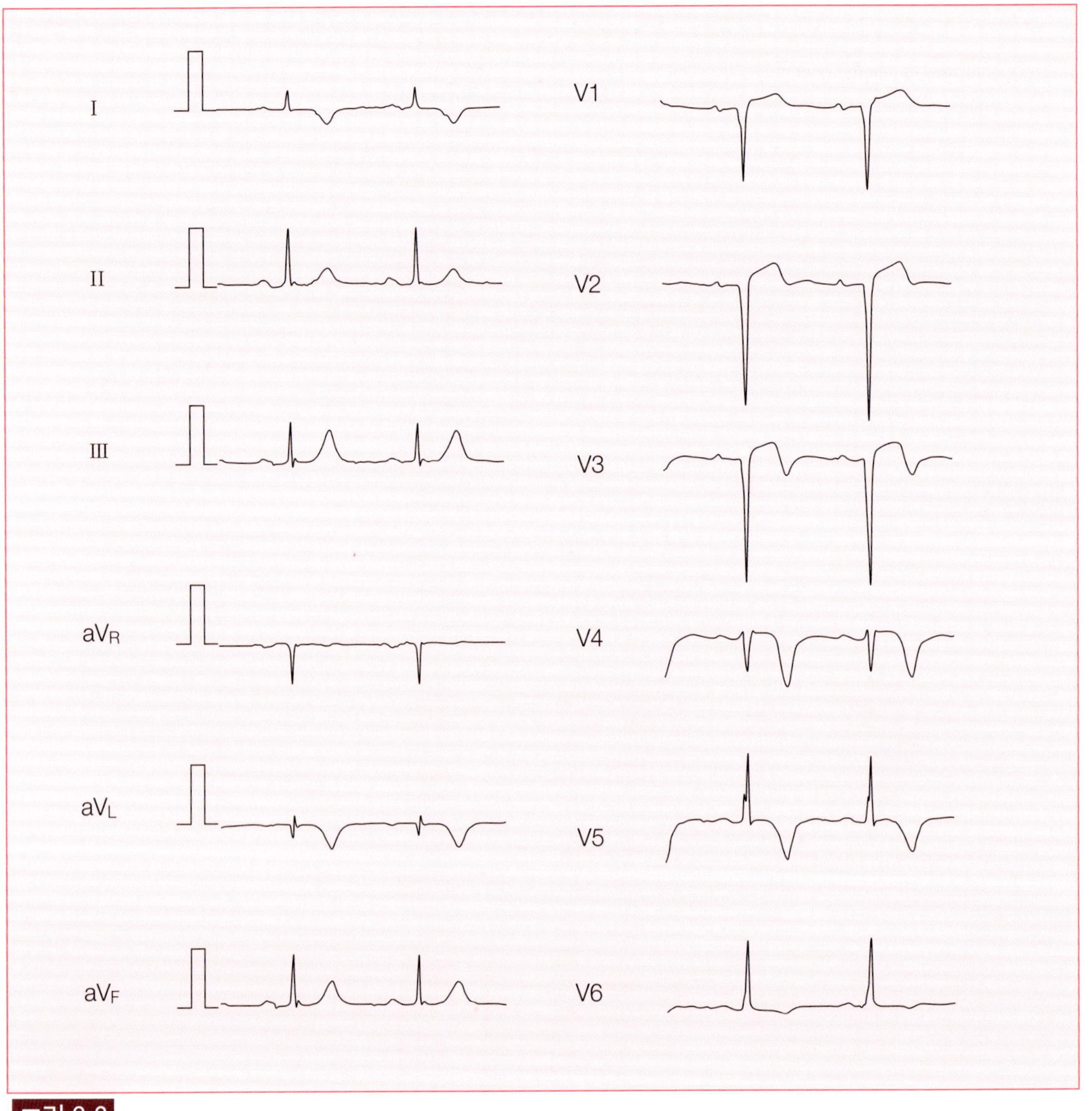

그림 9-2

■ 그림 9-1은 하벽경색의 심전도입니다. 하벽유도, 즉 II, III, aV_F에 확실한 이상 Q파를 확인합니다만, 어느 T파나 하향인 것은 진구성 심근경색의 진단을 확실히 하는 것입니다(진구성 심근경색인가 최근의 심근경색인가는 단정할 수 없습니다만, 여기에서는 일괄하여 진구성 심근경색이라고 해 둡니다).

■ 반대로 이상 Q파가 ST-T 변화, 특히 음성 T파를 수반하지 않을 때는 진단적인 의미가 약해집니다.

이상 Q파 = 심근경색이라고 생각하면 잘 틀릴 수 있다.
이상 Q파 + ST-T 변화에서 진구성 심근경색이라고 생각한다.

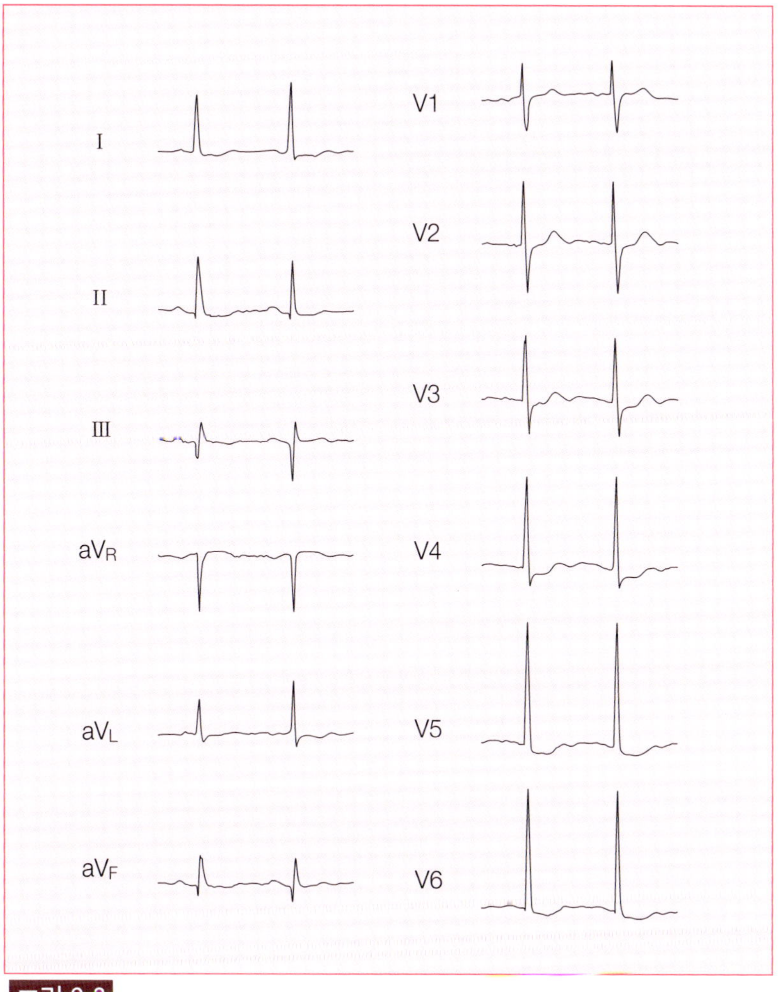

그림 9-3

12유도 심진도의 판독에는 하벽유도, 측벽유도, 전벽유도라고 하는 그룹에서 보는 것이 중요합니다. 측벽유도는 I 유도와 aV$_L$ 유도, 전벽(중격) 유도는 V1~V4를 가리킵니다. 심근경색은 관동맥이 관류하는 영역에 장해와 괴사를 일으키기 때문에, 급성 심근경색이나 진구성 심근경색의 심전도

이상 Q파의 원인이 무엇인가를 진단할 수 있다고 생각하기 때문에 어렵다. 진구성 심근경색과 그 이외로 나누는 것만으로 충분하다.

변화는 각각의 관동맥병변부위에 대응해 출현하는 것이 기본입니다.

그림 9-2는 전벽중격경색입니다. V1에 작아도 R파가 있으면, 전벽중격경색이 아니라 전벽경색이 됩니다. 이 구별은 병리학적인 근거를 수반하고 있을 필요는 없고, 어디까지나 경험에 근거하는 심전도 진단입니다.

관동맥병변이 좌전하행지의 중격지의 앞에 존재하면 전벽중격경색이고, 그 이후에 있으면 전벽경색의 빈도가 높아집니다. 심전도에서 전벽중격경색인가 전벽경색인가 구별하고 관동맥병변의 장소를 추측하고 다시 관동맥조영의 결과와 대비하는 것은 공부가 됩니다. 맞는 일도 있고 빗나가는 일도 있습니다. 하나의 검사가 갖는 특이도나 감도를 실감할 수 있습니다.

그런데 다시 그림 9-2를 보면 V1 ~ V3까지 QRS는 전부 음성 성분만입니다. 이상 Q파인 것과 동시에, 이 형태는 QS파라고도 말합니다. 음성 T파는 V3 ~ V6에 있기 때문에 QS파가 보이는 곳과 조금 어긋나 있습니다. 이것으로도 이상 Q파 + ST-T 변화라고 봐 주십시오. 틀림없이 심근경색 후입니다.

하나의 관동맥관류영역으로서 사리가 맞지 않는 이상 Q파의 분포를 확인한다면, 복수의 영역에 심근경색을 일으켰던가, 확장형 심근증과 같은 비허혈성의 심근병변을 의심합니다.

그렇다고는 해도, 이상 Q파의 형태나 분포에 집착하고만 있어서는 심전도가 어려워집니다. 순조롭게 하벽경색, 측벽경색, 전벽경색, 혹은 전벽중격경색으로 설명할 수 없는 Q파는 심근증이나 심근염 등 비허혈성 심질환의 가능성이 있는 것을 의식하는 것만으로도 충분합니다.

처음에 말했습니다만, 정상인의 III 유도에서 깊이의 기준만으로는 이상 Q파에 해당하는 Q파를 확인하는 일은 드물지는 않습니다. 그 때문에, III 유도에 큰 Q파를 확인해도 이상 Q파라고는 해석하지 않습니다. aV_F 유도에서도 비특이적인 Q파가 수반되는 경우는 흔하지만, II 유도에 깊은 Q파가 나타나는 것은 일반적이지 않습니다.

그 때문에, 하벽경색의 진단에는 II 유도에 Q파를 확인하는 것이 중요합니다. 하벽유도, 즉 II, III, aV_F의 전체에 Q파가 있고 ST-T 변화를 본다면, 하벽경색을 강하게 의심하게 한다고 생각해 주십시오. 이상 Q파인지 아닌지는 묻지 않습니다.

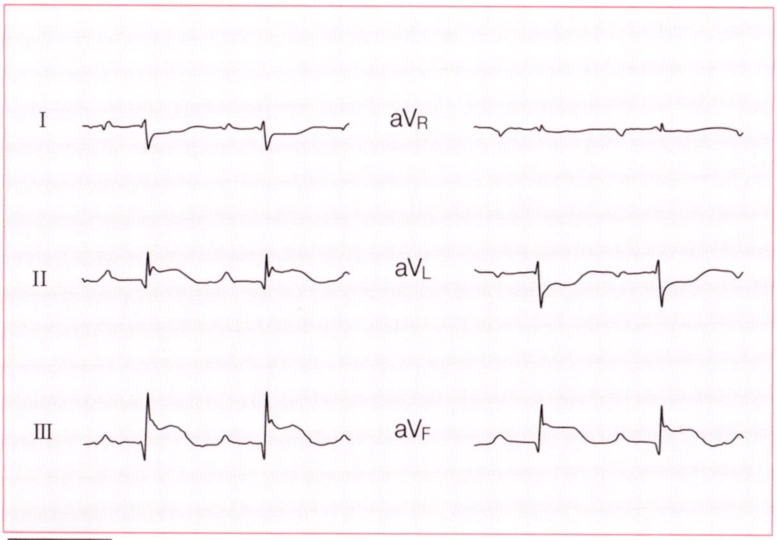

그림 9-4

> **하벽유도 전체에 Q파가 확인될 때에 하벽경색을 생각한다. III 유도와 aVF 유도에서만 Q파가 오인이라면 진단적 의미는 크지 않다.**

그림 9-3의 III 유도와 aVF 유도의 Q파는 깊습니다만, II 유도의 Q파는 꽤 작아 이상 Q파는 되지 않습니다. 그러나, II 유도에 Q파를 확인하는 것 자체가 하나의 메시지입니다. 음성 T파는 없습니다만, 하벽유도에서 모두 양성의 T파를 결여되어 있습니다. II 유도는 R파의 높이가 10mm 이상이기 때문에, 평저 T파라고 할 수 있습니다. 이 정도의 ST-T 변화로도 충분합니다. 심에코를 실시하면, 하벽의 국소적인 운동 이상과 염미되지 않아 희박해지는 것을 확인할 수 있을 가능성이 높을 것입니다.

단독이 아니라 합치기 기술로 판독

그림 9-4도 하벽경색입니다만, ST 상승을 확인합니다. 이쪽은 급성 심근경색입니다. 진단은 간단합니다만, 왜 심막염이나 심근염이 아니라고 생각하는지 복습해 보겠습니다.

- 우선, II, III, aVF라고 하는 일괄된 유도군(하벽유도)에 작지만 Q파를 확인합니다. 영역이 확실히 국한되어 있습니다.

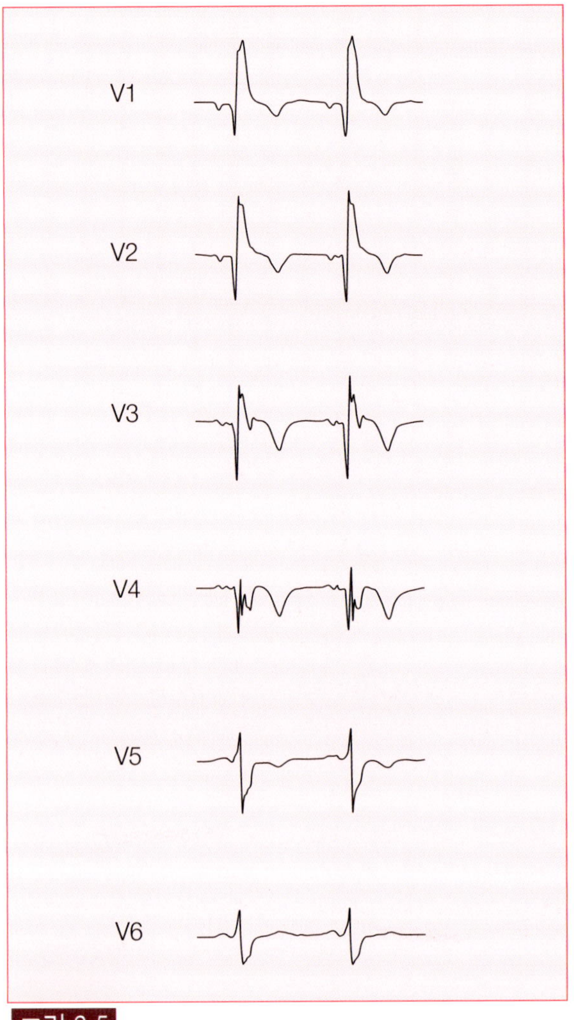

그림 9-5

- ST 상승뿐만이 아니라, I 유도와 aV_L 유도에 ST 저하를 확인합니다. ST 저하와 ST 상승의 양쪽을 확인하는 것은 허혈성 심질환에 합치하는 소견입니다.

심전도의 판독에는 '합치기 기술' 이라고 하는 발상이 중요합니다. 깨끗하게 단독으로 진단이 확정되는 소견은 적습니다. 이것저것 마이너의 소견을 조합하는 것으로 사리를 맞추는 것이 심전도 판독의 보편적인 방법입니다.

지금까지 허혈성 심질환을 지적받은 적이 없는 분의 심전도에 진구성 심근경색의 소견을 확인하면 어떻게 대처하면 좋을까요. 아마, 의료비 부담에 의해서도 좌우되겠지요. 일본이라면 우선 심에코나 운동부하시험 정도는 해도 괜찮을 것입니다. 미국이라면 심에코 검사가 15만엔이나 한다고 하니까, 마음 편하게 오더할 수 없습니다. 한층 더 고가의 검사나 관혈적 검사, 즉 심근 스캔(scan)이나 관동맥조영에 대해서는 환자의 연령, 신체 활동의 정도에 따라 따릅니다.

- 심전도의 어려움은 곧 심전도 진단의 어려움이 아닙니다. 거기로부터 어떻게 하는 것인지, 「아무것도 하지 않고, 팔로우 업도 하지 않는다」, 「우선 치료 대상은 아니지만 경과는 쫓는다」, 「진단해서 스스로 약물 치료한다」, 「전문의에 소개한다」, 「시급히 전문적인 치료를 실시한다」 등 선택의 폭이 넓은 것이 괴롭습니다.

- 그런데, 정말로 심근경색이었는데 시간이 경과하는 동안에 Q파가 작아져 도저히 경색 후에는 안보이게 되는 일이 있습니다. 특히 하벽경색에서 이상 Q파가 소실하는 일이 자주 있습니다. 음싱 T파도 사라져 갑니다.

- 왜, 이런 일이 일어나는가 하면, 원래 하벽경색은 전벽경색보다 사이즈가 작기 때문에 괴사부의 섬유화에 의해 위축해 가고 심전도로 검출할 수 없는 레벨까지 축소되겠지요. 때로는 심에코에서도 벽운동의 저하가 확실치 않은 것도 있습니다.

진구성 심근경색의 심전도 소견은 언제까지나 남는다고는 할 수 없다. 때로는 사라져 버린다.

- 각차단이나 심실내 전도장애가 있으면, 이상 Q파의 진단과 그 이외의 해석이 어려워집니다. 좋은 예가 우각차단 환자에 있어서의 전벽경색입니다. 각 차단이 있으니까 전혀 모른다고 할 수만은 없습니다.

- 그림 9-5와 같이 우각차단시에도 V1~V4에 큰 Q파가 보입니다. 경색 후일 가능성은 높은 것으로 생각됩니다.

Chapter 10

T파가 눈에 띌 때 -음성 T파

T파가 눈에 띌 때-음성 T파

「꼭 이렇다」는 없다

- 20년 전, 운동부하 검사를 실시하고 있을 때에, 5mm 정도의 ST 저하를 확인한 필자는 「반드시 유의협착이 있습니다, 내기를 해도 괜찮다」라고 말해 버렸습니다. 그 말을 옆에서 듣고 있던 선배 의사는 「부하심전도의 진단에는 "반드시" 라는 말은 사용하지 않는다. 건다면, 100만엔이 아니고 1만엔 정도 해 두는 편이 좋다」라고 깨우쳐 주었습니다.

- 덧붙여 이 선배는 뒷날, 운동부하 심전도에 대해 뛰어난 텍스트를 저술했을 정도이니 경험으로 뒷받침된 조언이었던 것입니다. 1만엔이라고 하는 것도 맛보기 판돈입니다.

- 심전도의 진단은 감도와 특이도의 한계가 크고, 실수하는 일은 일상다반사입니다. 음성 T파도 믿음에 의해 잘못한 판단을 해 버리기 쉬운 심전도 소견의 하나입니다.

A. 음성 T파의 배경이 되는 질환

- 심전도의 교과서를 보면 음성 T파와 관련이 있는 병태는 많이 있습니다. 이거다 저거다 해서 10개 정도 열거되어 표로 작성되어 있어, 다 기억할 수 없습니다.

> 많은 것을 기억하려고 하면 심전도가 싫어진다. 다 기억하지 못하니까 표로 되어 있다고 생각한다.

- 음성 T파에서 제일 중요한 것은 허혈성 심질환에 동반되는 T파입니다. 관성 T파로 불립니다. coronary T라고 하는 영어도 일상적으로 사용됩니다.

- 관동맥 질환에 의한 음성 T파의 특징은 좌우 대칭이라고 하는 것입니다.

- 하나 더 중요한 것이 비대형 심근증, 특히 심첨부비대형 심근증에서는 크고 깊은 음성 T파가 유명합니다. 허혈과 비대형 심근증의 두개 이외는 '기타' 로서 일괄합니다. 심전도로부터 감이 오지 않아도 괜찮습니다.

> 음성 T파라고 하면,
> - 허혈성 심질환
> - 비대형 심근증
>
> … 두개를 알 수 있으면 충분하다.

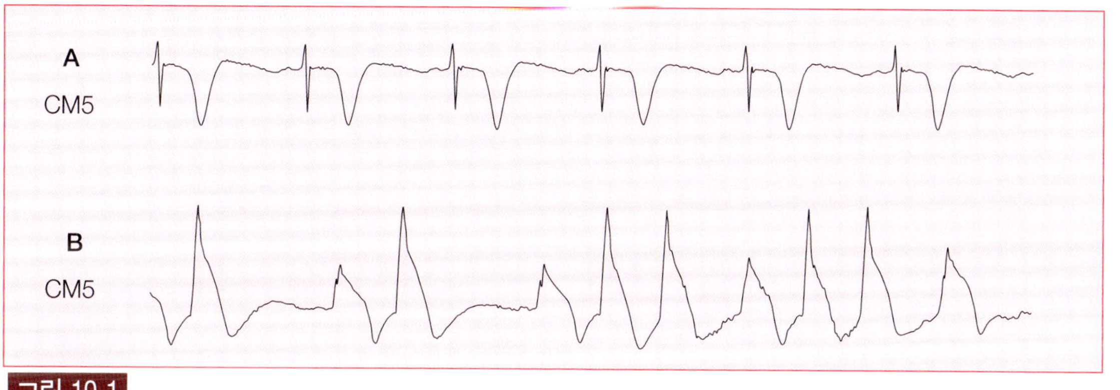

그림 10-1

관성 T파

- 관성 T파는 중증의 협심증이나 심근경색시에 확인됩니다. 안정노작성 협심증에서는 기본적으로 출현하지 않습니다. 어느 정도, '허혈에 의한 심근의 손상' 이 필요합니다.

- 그림 10-1A는 홀터심전도에서 확인된 큰 음성 T파입니다만, 이 시점에서는 심근허혈인지 어떤지, 지금 하나로 단정할 수 없습니다. 그런데, 다른 시간에는 놀랄만한 ST 상승이 기록되고 있었습니다(그림 10-1B).
- 이러한 경우, 이형협심증을 생각합니다. 심한 심근허혈에 의해 음성 T파가 생겨 심실 기원으로 생

각되는 기외수축도 다발하고 있습니다.

- 왜 심근허혈로 T파가 뒤집히는 것일까요? 원래 정상적인 심장에서는 심실의 내측(심내막)에서 외측(심외막)에 걸쳐 활동 전위의 형태가 조금씩 차이가 납니다.

- 심내막측 쪽의 활동 전위가 상대적으로 깁니다. R파의 방향과 T파의 방향이 대부분의 유도에서 같아지고 있는 것은 활동전위 지속시간에 관벽성 구배가 존재하기 때문이라고 설명되고 있습니다.

- 만약, 심내막으로부터 심외막에 걸쳐 거의 같은 형태의 활동 전위라면, R파와 T파의 방향은 반대 방향이 되어야 합니다.

- 그 말은 심근허혈로 음성 T파가 생기는 것은 본래의 활동전위 지속시간의 관벽성의 구배가 없어지는 것 같은 현상이 일어난다고 이해하면 됩니다.

- 이 근처는 몰라도 괜찮습니다만, 심전도를 바라볼 때에 약간의 힌트가 됩니다.

- 반복합니다만 관성 T파는 좌우대칭이라고 하는 것이 포인트입니다. 그림 10-2A와 같이 ST 부분이 기선에 대체로 머물고 있는 것도 중요합니다.

- 덧붙여 같은 환자의 4일 후의 심전도가 그림 10-2B입니다. 좌전하행지의 협착이 관동맥형성술로 완화됐기 때문에 음성 T파가 꽤 얕아지고 있습니다. 음성 T파만이라면, 심근의 장해는 아직 가역적이라는 것이 엿보여집니다.

문어단지심근증인가하고 생각했지만 …

- 허혈성 심질환은 중증도나 증상 발생으로부터의 경과시간에 따라 여러가지 소견을 나타내는 것은 아시는 대로입니다. ST 저하, 음성 T파, 이상 Q파의 출현을 허혈, 장해, 괴사라고 하는 용어와 대응시키고 있는 텍스트가 있습니다.

- 실제로는 허혈, 장해, 괴사가 하나의 심장에 혼재하기 쉬운 것과 이 용어들의 정의 자체가 애매해

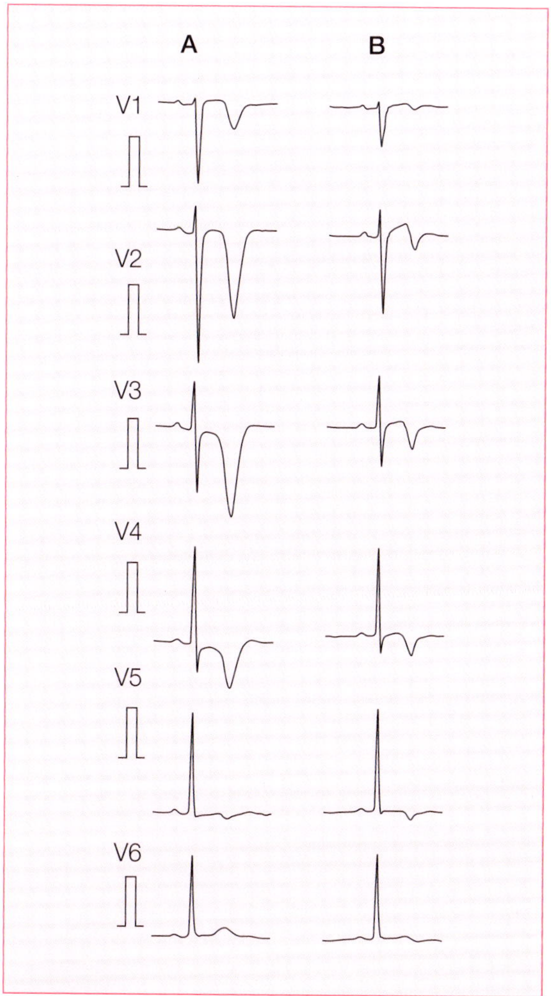

그림 10-2

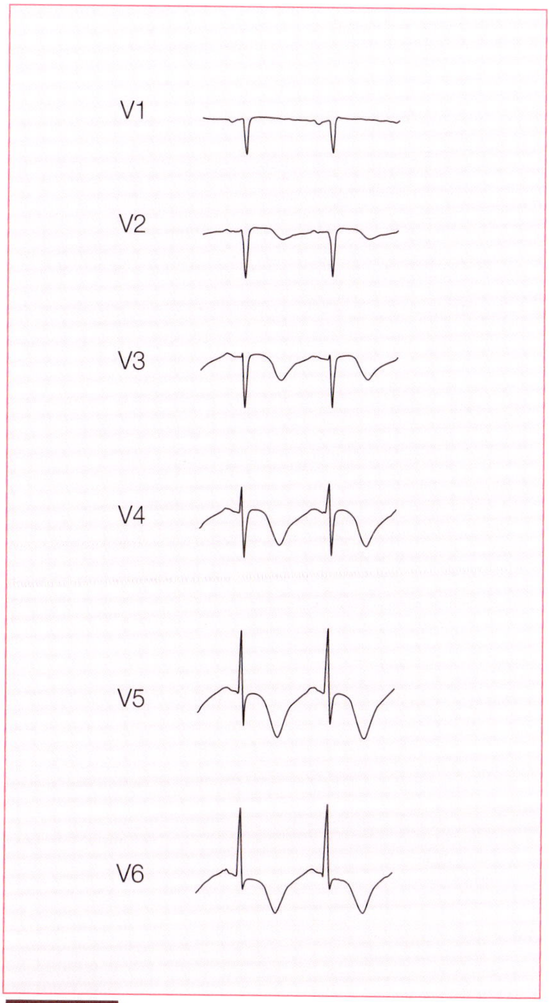

그림 10-3

병리학적으로 부정확하다고 하는 의견이 있을지도 모릅니다. 그런데도 왠지 모르게 알 것 같은 기분으로 만들기 때문에, 심전도를 배울 때에는 편리한 표현이라고 생각하고 있습니다.

- 그림 10-3과 같이 조금 폭이 넓은 음성 T파도 가끔 확인됩니다. 이 87세의 여성에게는 좌관동맥에 고도의 협착이 있었습니다

- 멘탈 스트레스를 계기로 심부전 증상을 나타내고 있던 것과 허혈성 심질환인것 같은 흉통이 없었던 것도 있어 처음에는 '문어단지심근증' 을 의심했습니다.
- 문어단지 심근증은 음성 T파를 나타내는 질환으로서 기억되어야 하는 질환입니다. 좌심실심첨부

를 중심으로 심근벽운동의 저하와 확장을 확인합니다만, 자연스럽게 완화되는 경향이 있습니다.

문어단지 심근증은,

- 고령 여성에게 많다.
- 강한 정신 스트레스, 혹은 스트레스가 되는 타질환에 합병해 발증하는 일이 많다.
- 급성 심근경색과 유사하지만, 심근일탈효소의 변화는 작고 관동맥조영은 정상.

2004년의 니가타현 나카코시 지진 후에 증가한 것은 폐색전증과 이 문어단지 심근증입니다. 그런데 서두에서 음성 T파라고 하면 허혈성 심질환과 비대형 심근증만을 들고, 이 문어단지 심근증은 '기타' 로 했습니다.

'기타' 에는 뇌혈관 장애에 수반하는 음성 T파도 포함됩니다. 혹은 폐색전 등으로 우심 부하가 일어나면 V1 ~ V4근처에 음성 T파가 보이게 됩니다. 왜, 이 질환들이 '기타' 에 머무르는가 하면, 「일상 진료 중에서, 빈도가 낮기도 하고, 그나름의 임상 징후도 있으므로, 심전도에서 그것이라고 알지 못해도 상관없기 때문」입니다. 나중에 "그렇게 말하면 그러한 것이 있었다" 라고 알아차리는 정도로 충분하다고 하는 의미입니다.

최종적으로 문어단지 심근증이라고 진단된 케이스에 있어서 급성관증후군으로서 관동맥조영을 했다고 해도 부적합은 없습니다. 후자 쪽이 빈도도 높고, 급성 질환이기 때문에 신속한 처치를 실시하는 것이 이익이 클 것입니다. 허혈성 심질환이라고 믿고 움직여도 나무랄 수 없습니다.

비대형 심근증

그림 10-4는 심첨부비대형 심근증입니다. 심첨부의 측벽 응어리가 20mm를 넘는 두께가 되어 있었습니다. R파증고와 ST 저하도 눈에 띕니다. ST 저하는 이른바 스트레인 패턴입니다.

한마디로 비대형 심근증이라고 해도 비대의 확대는 여러 가지입니다. 심기저부로부터 심첨부에 걸친 장축 방향의 비대뿐만이 아니라, 전주성의 것만이 아니라 측벽이나 중격에 한정된 국한성 비대도 잘 확인됩니다.

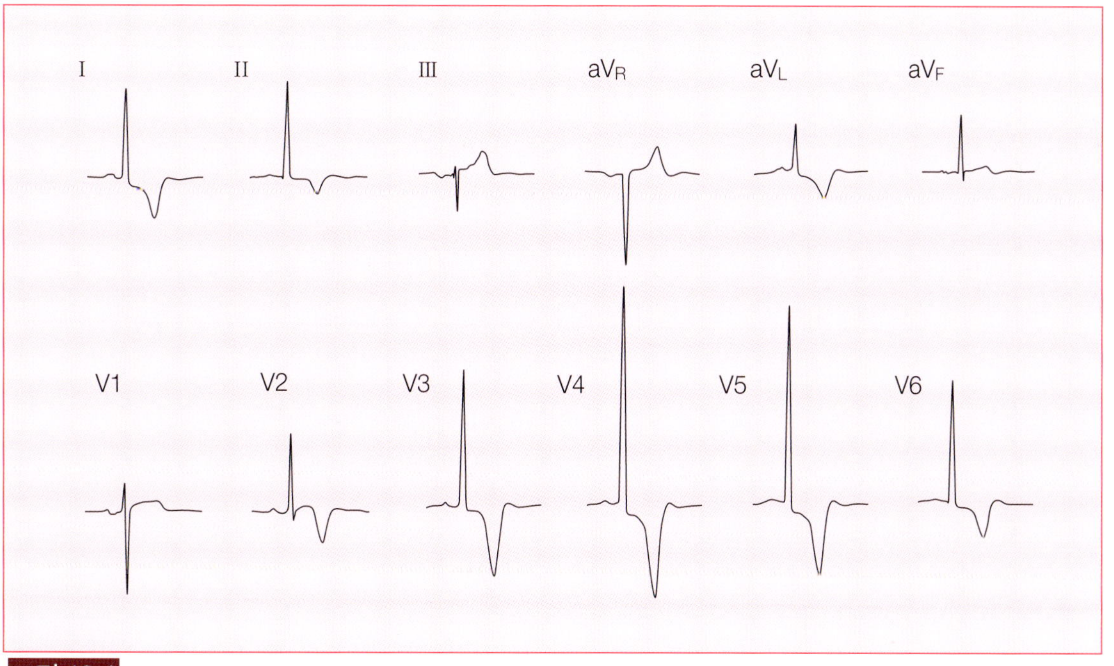

그림 10-4

> 심전도 변화와 심실 비대의 패턴을 이해하는 것은 꽤 어렵다. 고전위와 ST 저하가 있으면 스트레이트하게 비대형 심근증을 의심한다.

- 이러한 심전도를 보면 서두르지 않아도 괜찮습니다만, 심에코를 실시합니다. 심첨부만의 비대라면 예후는 그다지 걱정없을 것입니다만, 때로 좌심실내 혹은 좌심실유출로에 있어서 압력차가 있으면 혈역학적인 위험도가 증가될 가능성이 있습니다.

- 옛날에는 비대형 심근증에서도 심장 카테터 검사를 하는 일이 있었습니다. 그러나 비대형 심근증의 임상상이 어느 정도 분명해진 현재는 겨우 심에코 이외에는 MRI나 운동부하시험, 혹은 홀터심전도 등의 비침습적인 검사에 그치는 것이 일반적입니다.

각차단의 음성 T파

- 우각차단에서도 좌각차단에서도 ST-T 변화를 볼 수 있습니다. 2차성 ST-T 변화라고 표현됩니다. 자극전도계의 장애에 수반되는 것으로, 심근 그 자체의 문제는 아니라는 의미입니다. 허혈이나 비대에 의한 ST-T 변화라면 일차성의 변화가 됩니다. 각차단이 있는 유도에서는 음성 T파의 의의는 알 수 없게 된다고 생각해 주십시오. 우각차단에서는 V1~V3에 음성 T파, 좌각차단에서는 V4~V6 근처의 ST-T 변화가 눈에 띄어도 그 의의는 부족하다고 하는 의미입니다.

- 음성 T파는 드물지 않게 조우합니다. 흉통이 있으면 우선 서둘러 대처해 주십시오. 구체적으로는 "그날 중에 순환기과에 콘택트한다" 라고 하는 것입니다.

Chapter 11

ST가 상승한다고 하는 것

ST가 상승한다고 하는 것

상해 전류란

- ST 부분은 심실 전체가 흥분한 상태입니다. 골격근과 비교하면, 심장의 세포에서는 흥분이 계속되는 시간이 길어지고 있습니다. 그 길이가 ST 부분에 반영됩니다.

- 왜 협심증이나 심근경색으로 ST 분절의 변화가 나타나는 원인은, 허혈영역으로부터 정상의 심근에 '상해 전류' 가 흘러 심전도의 기선을 윗쪽 혹은 아랫쪽에 이동시키기 때문에, 라고 설명되고 있습니다. 상해 전류란 '망가진 수도에서 누수가 계속되고 있는 상태' 라고 생각해 주십시오.

상해 전류에 의해 ST 변화가 일어난다

- ST 부분에서는 허혈심근도 정상심근도 심실 전체가 모두 탈분극(통상은 흥분과 같은 의미)하고 있습니다. 홍수로 집안에 물이 넘쳐 나오고 있는 상태이므로, 수도의 누수에 해당되는 상해 전류의 존재는 덮여 가려져 버립니다.

- 상해 전류에 의한 기선 상승이나 기선 저하는 ST 부분에서는 안보이게 되고, 언뜻 보면 반대 방향의 ST 저하나 ST 상승으로서 표현됩니다.

ST 저하란 '기선이 상승하고 있지 않은 부분' 을 보고 있고, ST 상승이란 '기선이 저하하고 있지 않은 부분' 을 보고 있다.

허혈의 관여	긴급성	병태의 예
+	+	급성 심근경색
+	−	급성기를 지난 심근경색
−	+	중증의 심근염증
−	−	바이러스성 심막염

표 11-1

- 이것을 분명히 하기 위해서 심자도라고 하는 기계를 이용한 연구가 이루어졌습니다. 심전도는 전위를 해석합니다만, 심자도는 전류를 해석할 수 있습니다. 연구 대상이 된 환자는 단 2명뿐이었지만, 세계적인 의학 잡지에 게재되고 있습니다. 핵심을 찌른 연구라고, 샘플의 수는 적어도 받아들일 수 있는 것이라고 감탄했습니다.

어느 정도 위기감을 갖습니까?

- ST 상승을 허혈의 관여와 긴급성의 유무로 분류하면, 표와 같이 2×2로 4가지로 나누어질 것입니다.

- 급성심근경색이나 중증의 심근염이라면 흉통이나 심부전증상을 수반하는 편이 일반적입니다. 허혈이 아닌데 긴급성이 있는 환자는 거의 없고 증상이 없고 긴급성이 있는 ST 상승을 확인하는 일은 드뭅니다.

- 「흉통 등의 흉부 증상을 수반하는 ST 상승은 긴급사태라고 생각하고, 전혀 증상이 없으면 시급을 요하지 않는다」라고 단정해 주십시오.

> 전혀 자타각징후가 없는 ST 상승은 우선 신경쓰지 않는다.

- 일상 진료에서는 '예외에 좌지우지되지 않는 것' 이 중요합니다.

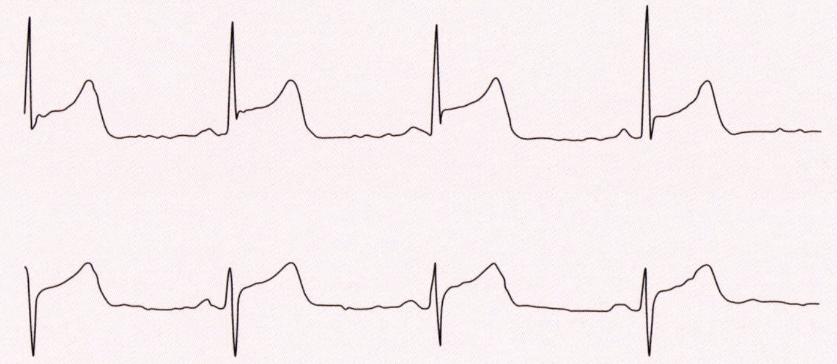

그림 11-1

아시아인에게 많은 이형협심증

증상이 있는 ST 상승으로서는 이형협심증도 빈도가 높은 것입니다. 아시아인은 유전자적인 배경과 함께 있고 관동맥내피의 장애가 동반되기 쉽다고 하는 것이 알려져 왔습니다. 일본인에게 이형협심증이 드물지 않은 것은 분명하게 이유가 있습니다.

그림 11-1은 이형협심증의 증례로, 이 ST 상승은 흉통과 일치하고 있어 진단은 어렵지는 않습니다. 다만, 이형협심증에서는 심전도보다 임상 증상이 진단의 열쇠입니다.

이형협심증에서는 확정진단 전에 치료를 우선해도 좋다.

그러나 ST 상승의 심전도를 쉽게 기록할 수는 없습니다. 홀터심전계를 장착했을 때에 항상 환자의 증상 발작이 일어나지 않습니다. 홀터심전도로 간단하게 ST 상승을 검출할 수 있을 것 같으면, 보통 일이 아닌 이형협심증입니다.

ST 상승을 확인하고 있지 않지만 이형협심증인것 같은 환자에서는 어떻게 할까요. 여러 의견이 있겠지만, 증상에 재현성이 있으면 칼슘길항제를 투여하는 것을 추천합니다.

하나의 선택으로서는 니페디핀 40 mg/일을 투여합니다. 이것으로 증상이 완화하면 이형협심증의 가능성이 높을 것입니다. 약물 치료로 증상이 사라져도 그 후에 아세틸콜린 부하를 포함한 관동맥 조영을 실시하는 편이 바람직하다고 생각합니다.

그 이유는,

① 위약(플라시보) 효과로 증상이 개선되는 것이 적지 않기 때문입니다. "왠지 모르게 이형협심증"이라고 하는 진단명으로 칼슘길항약이나 초산약이 산만하게 처방되고 있는 환자가 다수 있습니다. 쓸데없는 약물 치료가 아닌 것을 확인하고 싶습니다.

② 관동맥연축이 협심증의 주체여도, 반수에 기질적인 관동맥병변을 확인할 수 있다고 합니다. 지질이상증이나 당뇨병 등 관동맥 경화를 촉진시키는 병태를 어느 정도 관리해야할 것인가 정보를 얻을 수 있을 것입니다.

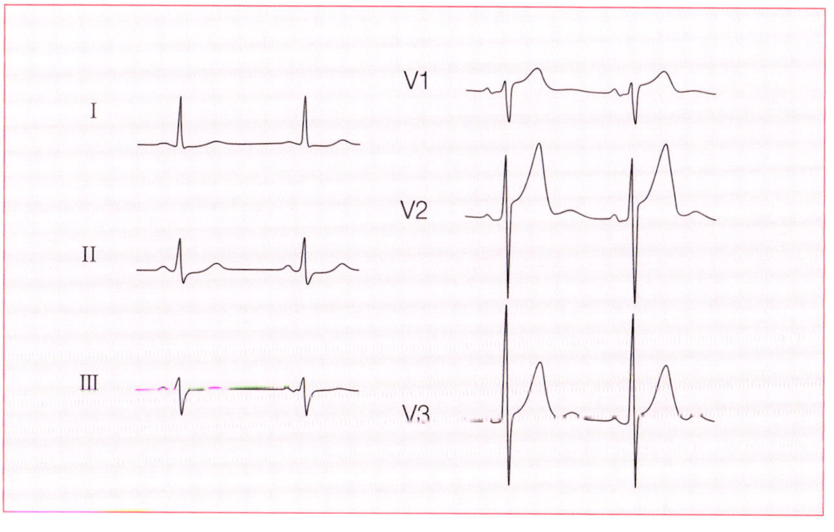

그림 11-2

조기재분극과 심막염

「전혀 증상이 없는 ST 상승」의 대부분은,

- 조기재분극

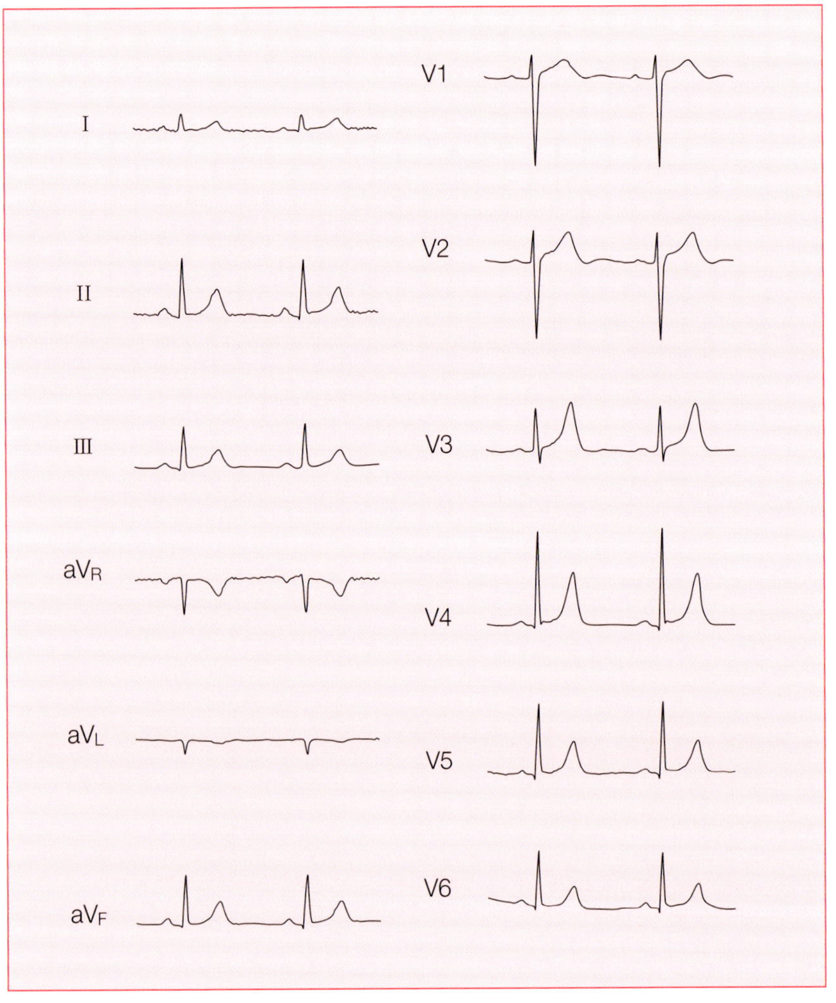

그림 11-3

… 입니다.

- 그림 11-2의 V2는 QRS로부터 ST로 옮기는 곳(J점이라고 합니다)에서 기선보다 3mm 정도 높아지고 있습니다.

- 조기재분극이란, 비특이적이고 광범위한 유도에 보이는 ST 상승을 가리킵니다. 심전도의 텍스트에는 어느 유도에 많이 보이는가 하는 것도 쓰여져 있습니다만, 그러한 정보에 사로잡히지 말아 주십시오. 두통이 옵니다.

조기재분극은 활동 전위에서의 개인차이에 의해 설명되는 것으로, 병적 의미는 없습니다.

> 언제나 「심전도 이상이 나타나는 유도는 어떤 것인가」라고 하는 곳까지 생각하면 괴로워진다. 조기재분극은 많은 유도에 확인되는 소견이라고 생각한다.

그림 11-3은 원래 건강한 43세 남성의 심전도입니다.

I, II, III, aV_F, V1~V6에 1mm 정도의 ST 상승을 보이고 있습니다. 이 ST 상승이 비정상인지 어떤지, 심전도만으로는 좀처럼 알 수 없습니다.

이 환자는 이하와 같은 소견도 있어 심막염이라고 진단되었습니다.

- 조금 흉통이 있다.
- CRP 5.6 mg/dL로 염증 소견 있음.
- 3일 후의 심전도에서는 이 ST 상승이 소실.

이만큼 이유가 있으니까 진단할 수 있습니다. 아무것도 부수 소견이 없었으면 조기재분극이라고 판단할지도 모릅니다.

> 「심전도만으로는 알 수 없다」고 하는 것을 「알고 있는것」이 심전도 판독의 요령이다.

확실히 조기재분극에서는 ST 상승이 현저한 유도와 그렇지 않은 유도와의 차이가 큰데 반하여 심막염의 ST 상승은 「어딘가가 특별히 눈에 띄고 있다」라고 할 것이 없습니다.

그러니까, 조기재분극과 심막염을 어느 정도는 구별할 수 있습니다만, 그것은 순환기 진료에 익숙한 의사만이 가지는 감각입니다.

또한 교과서에는 심막염에서 심막 마찰음이 들린다고 쓰여 있습니다만, 개인적으로는 바삭바삭 하는 소리를 들은 경험은 조금밖에 없습니다. 그림 11-4는 하벽유도의 II, III, aV_F에서만 ST 상승을 확인하고 있습니다. 한편, I, aV_L, V2 ~ V6에서는 ST 저하가 눈을 끕니다. 이것이 급성 심근허혈의 키포인트입니다.

ST 저하와 ST 상승의 혼재는 심근허혈을 강하게 의심하게 한다.

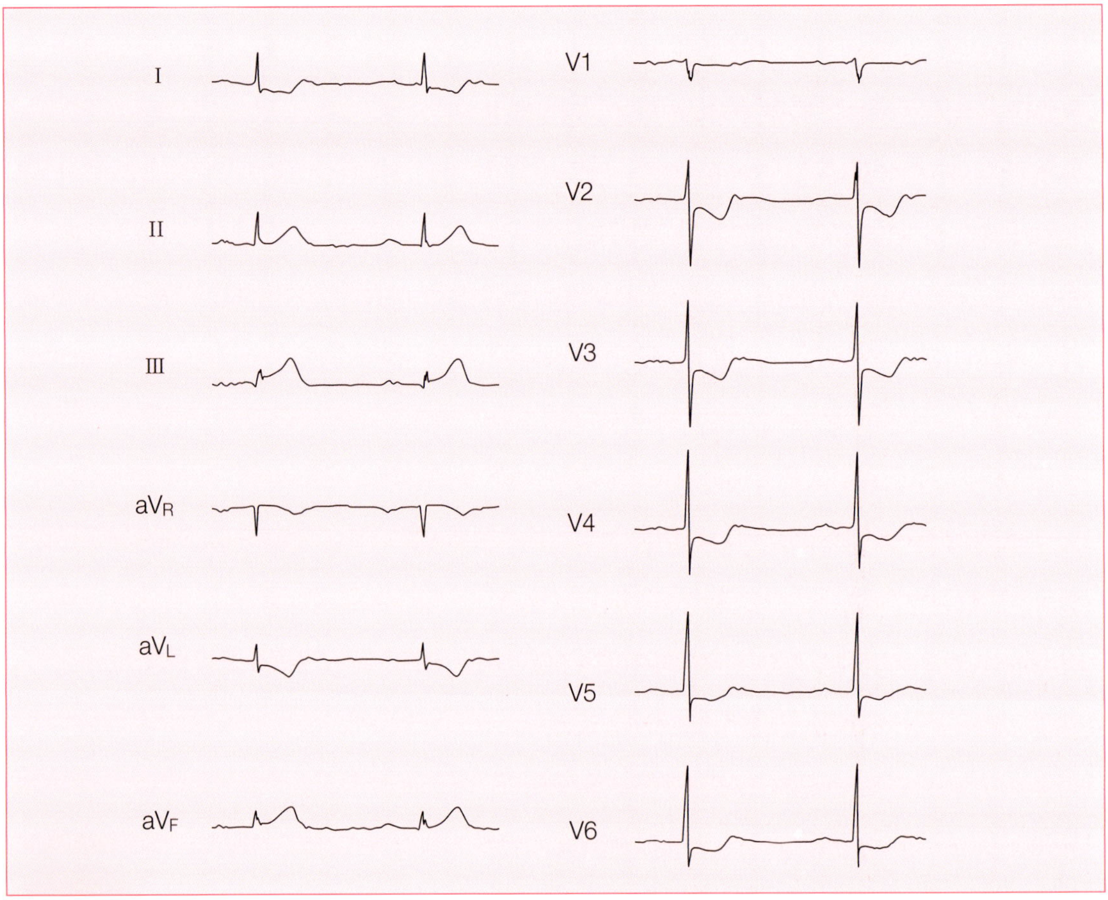

그림 11-4

하나 더 기본적인 원칙입니다만, ST 상승과 ST 저하의 양쪽을 보면, 주된 허혈은 ST 상승을 확인하는 유도 측에 있습니다. 그림 11-4는 하벽의 허혈이며, 전벽의 허혈로는 해석하지 않습니다. 통상, 솔직하게 우관동맥의 협착이라고 생각합니다.

그림 11-4는 2:1 방실차단이 보입니다. 하벽의 허혈에서는 미주 신경의 긴장이 높아지고 방실전도

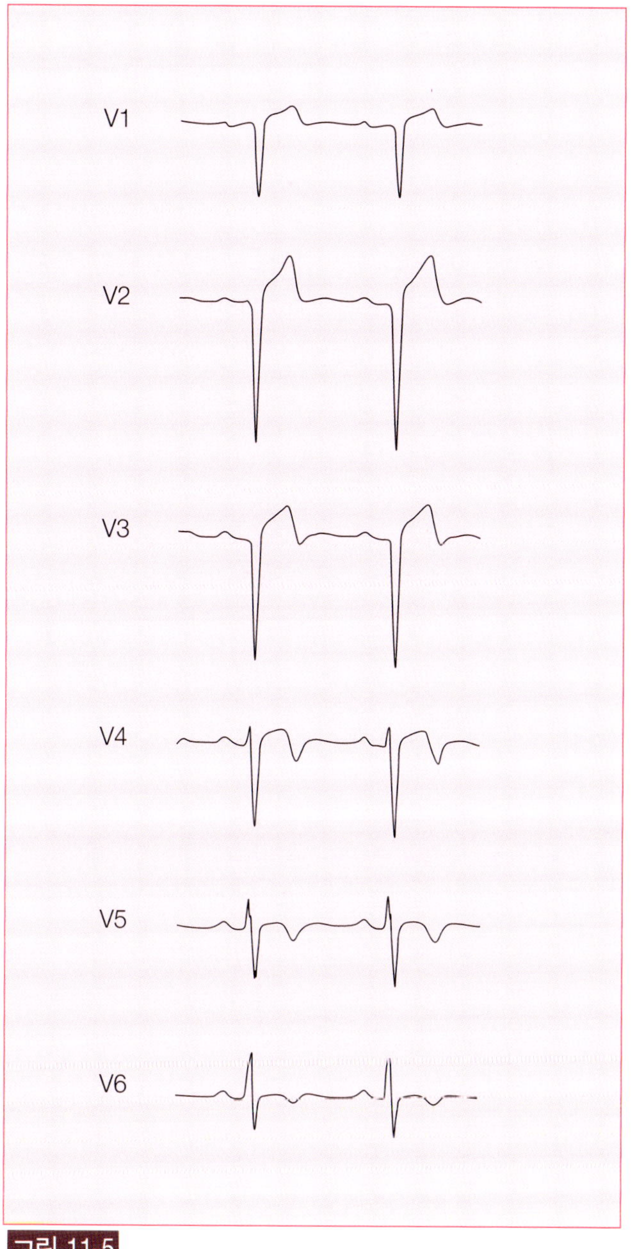

그림 11-5

가 억제됩니다. V1 이외의 유도에서는 P파는 보기 어려워 방실차단의 진단은 조금 어려운 심전도입니다.

- 급성 심근경색에 있어서 ST 상승은 메인의 소견입니다만, 점점 ST 상승은 눈에 띄지 않게 됩니다. 그런데 그림 11-5와 같이 ST 상승이 지속적으로 남는 케이스가 있는데, 이는 심실류의 존재를 시사합니다.

- 이런 심전도를 보면, 기회를 봐 심에코를 봐 둡니다.

- 옛날, 진구성 심근경색 환자의 운동부하중의 ST 상승은 허혈을 나타내는지, 심실류에 의한 벽운동의 이상을 나타내는지 하는 논의가 있었습니다. 아마, 어느쪽이나 있을 수 있겠지만, 빈도로서는 후자가 많은듯 합니다. 심실류가 있을 때 만성기에는 정상부 심근에도 무리를 시켜 심실 전체의 기능을 해칠 가능성이 있기 때문에 문제가 됩니다.

- ST 상승은 흔한 심전도 소견입니다만, 어느 정도의 상승이면 이상이라고 하는 발상은 없습니다. 심전도는 대략적인 검사이기 때문에 정상과 이상을 엄밀하게 나눌 수 없습니다.

- 이번에 강조하고 싶은 것은 「전혀 자타각 징후가 없는 ST 상승에는 너무 과민하게 반응하지 않도록 해 주십시오」라고 하는 것입니다.

Chapter 12

전기축은 아무래도 좋다?

전기축은 아무래도 좋다?

전기축이란

- 심실에서 홍분이 퍼져 나가는 대략적인 방향입니다.

- 심실의 첨단(심첨)은 좌하를 향하고 있습니다. 심실에서의 홍분 전파는 단순하지 않습니다만, 위에서 아래로 향해 홍분이 퍼지면 자연스럽게 전기축도 좌하를 향한다고 이해해 주십시오.

전기축은 무슨 도움이 될까

- 전기축의 변화로 알 수 있는 것은,
  - 우심실비대 및 우심부하
  - 헤미차단

  … 입니다.

- 우심부하란, 협의로는 압부하나 용량 부하에 의해 우심실의 확대가 생기고 있는 상태입니다. 우심실비대도 우심부하에 포함해 이야기를 진행합니다.

- 여기에 올린 2개 이외에도 축편위는 생깁니다만, 중요하지는 않습니다. 또 헤미차단을 간과해도 대단한 일은 없기 때문에, 우심실에 얽힌 병태를 파악할 수 있다고 하는 점에 전기축의 의미가 있습니다.

> 전기축으로부터 여러가지 정보를 얻을 수 있다고 생각하기 때문에 어려워진다.
> 전기축은 우심부하를 파악하기 위해서 있다.

우축편위와 좌축편위

- 완전히 잊어버린 분도 계실테니까, 조금만 전기축의 기초를 정리합니다.

- 보통은 전액면에서 본 전기축을 취급하고 좌횡 방향을 0도로 하며, –30도부터 +90도가 정상입니다.

- 우축편위와 좌축편위는…
  - 우축편위는 전기축 > +90도
  - 좌축편위는 전기축 < –30도

  이것을 진단하려면 I 유도와 II 유도만으로 충분합니다.

> 우축편위: I 유도의 QRS가 하향
> 좌축편위: II 유도의 QRS가 하향

- I 유도와 II 유도는 본래 상향의 QRS파를 보입니다. QRS의 상향 성분보다 하향 성분이 많을때, 하향이라고 부릅니다.

- 드물게, I 유도와 II 유도의 양쪽 모두 하향인 경우가 있습니다만, 고도의 축편위라고 부릅니다.

- 전기축을 정확하게 계산할 필요는 없습니다. 자동 진단으로 잠자코 있어도 제공됩니다.

우심부하라면 우축편위

- 좌심실이라고 하는 큰 통에 우심실이 얇은 가죽으로서 들러붙고 있는 것이 심실입니다. 정상의 심장에서는 우심실의 중량감(전기적인 의미로)은 거의 무시할 수 있습니다.

- 전체가 두꺼워지는 단순한 좌심실 비대에서는 전기축은 거의 변화하지 않습니다. 원래 좌심실이 중심이 되어 전기축을 구성하고 있기 때문에, 전주성으로 심근의 양이 증가해도 그 중심은 거의 변화하지 않는 것과 비슷합니다.

교과서에는 가끔 좌심실 비대에서 좌축편위라고 쓰여 있다. 그러나, 좌심실 비대에서는 원칙적으로 축편위는 생기지 않는다.

- 이것에 대하여, 우심부하가 되면 우축편위가 생깁니다. 마른 사람이 조금 살찌면 눈에 띄는 것과 같습니다.

우심부하라면 바로 우축편위이다.

- 우심부하의 심전도 진단에는 '우측흉부유도에 중량감을 느끼는 것' 이 중요합니다. 그러나, 「V1의 R파와 S파의 비율이 1 이상이라든지, V5, V6의 S파가 몇 mm 이상」이라고 하는 파형의 조건을 수치로 기억해서는 안됩니다. 이런 것을 기억하려고 하면, "심전도에 좌절하는 것" 절대 틀림없습니다.

- 우선 「V1이나 V2 유도는 우측에, V5나 V6는 좌측에 전극이 붙어 있다」고 하는 당연한 것을 의식해 주십시오.

- 상향의 파형의 크기가 증가하고 하향의 파가 감소하면, 중량감이 늘고 있는 것을 알 수 있습니다. 반대로 상향의 파가 감소하거나 하향의 파가 증가하면, 반대측의 중량감이 늘고 있게 됩니다. 어느 정도라면, 증가했다든가 줄어들었다는 것인가 의문으로 생각되겠지만, 그것은 임프레션(인상)으로 결정해도 좋습니다.

- 정상 심전도를 이미지할 수 있는 분의 임프레션은 결코 빗나가지 않습니다.

- 그림 12-1은 승모판협착증의 우축편위입니다. 심방세동이 있습니다. 좌측 유도에서 하향의 흔들림이 눈에 띕니다. 반대측, 즉 우심실측의 중량감이 늘고 있는 분위기가 나오고 있습니다.

- 성인의 우축편위는 폐색전증이나 만성폐색성 폐질환 외에, 심방중격결손증 등의 심질환에서도 확인됩니다. 빈도에서는 폐질환에 의한 것이 훨씬 많습니다.

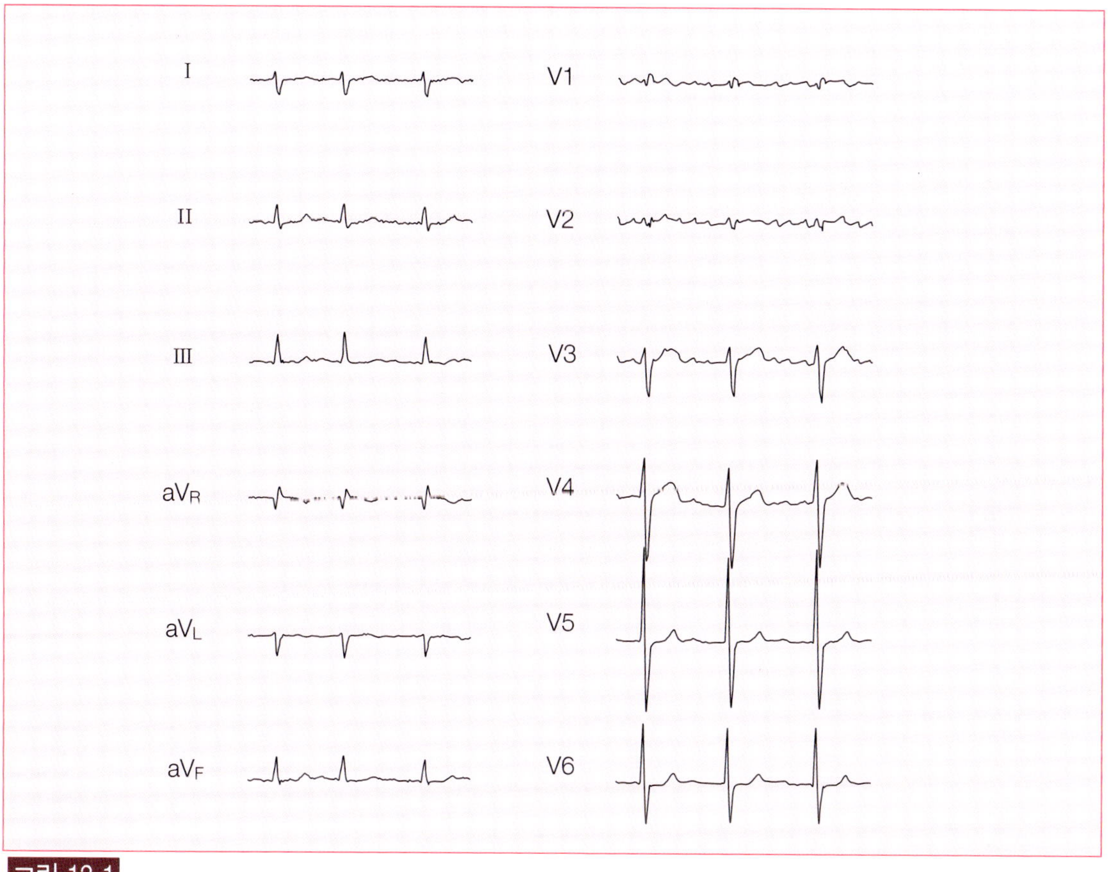

그림 12-1

헤미차단에 의한 축편위

- 좌심실 전체의 비대에서는 좌축편위는 되지 않습니다만, 부분적인 비대가 일어나면 좌축편위가 될 수도 있습니다. 그럼, 우심부하나 좌심실의 부분적 비대도 없는데 축편위를 확인하는 것은 어떤 이유일까요.

- 메카니즘으로서 가장 많은 것은 심장이 해부학적 위치에 의한 것입니다. 심상의 위치는 한사람 한 사람 차이가 납니다. 흉곽 중앙에서 상하로 잡아당겨진 것 같은 입위심이거나, 심장 전체가 누워 심첨부가 좌횡을 향하고 있는 일도 있습니다.

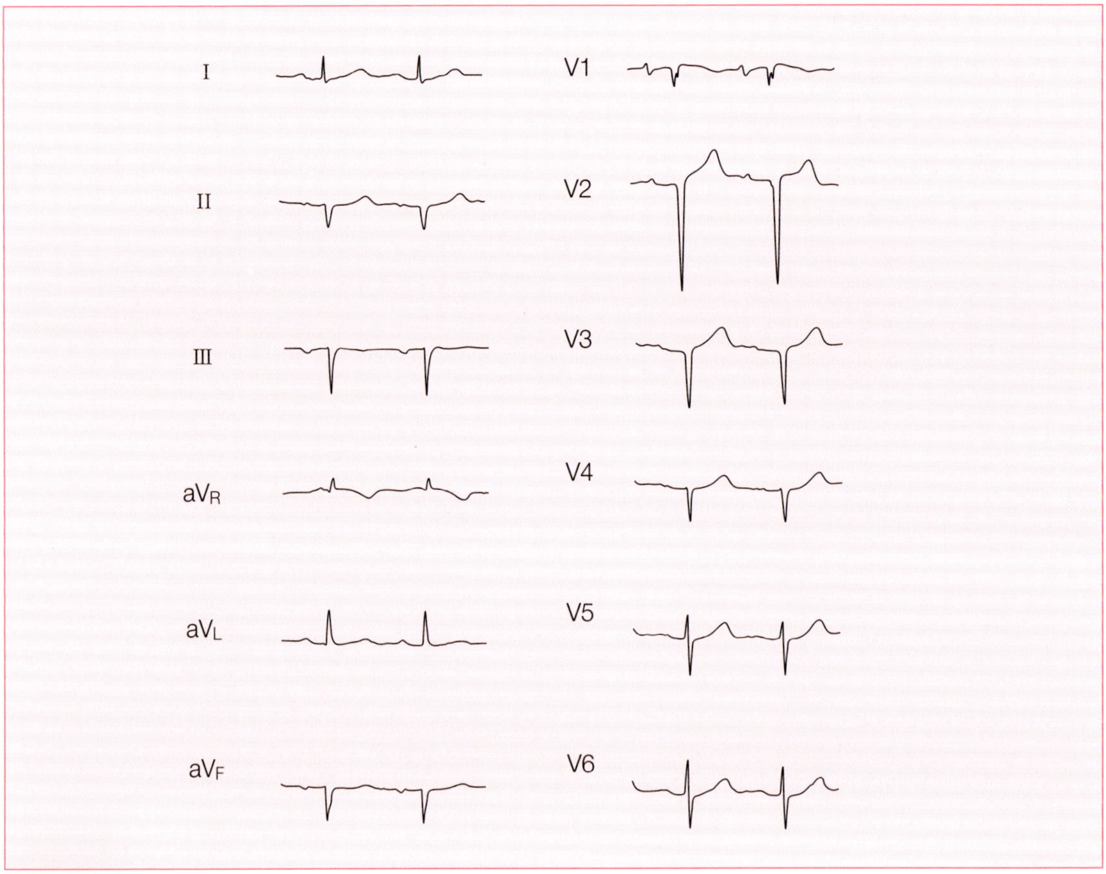

그림 12-2

- 그림 12-2의 심전도는 흉부 X선의 소견도 참고로 해서 횡위심 때문에 좌축편위가 되어 있다고 생각했습니다.

- 또 하나의 원인은 헤미차단입니다. 이것은 심전도를 읽을 때에 반드시 이해할 필요가 있습니다.

- 심실의 자극 전도계인 우각은 1개의 선입니다만, 좌각은 망상으로 복잡한 확대를 나타냅니다. 그러나, 심전도를 이해하려면 좌각은 전후 2개의 가지로 나누어져 있다고 단순화하여 생각합니다. 이 가지들이 차단되는 것이 헤미차단입니다. 전지는 왼쪽 가까이에, 후지는 오른쪽 가까이에 있습니다.

좌각 후지는 좌심실내의 구조물인데, 심실 전체로 보면 오른쪽 가까이에 있다.

헤미차단과 축편위의 관계는 …

- 전지의 헤미차단 → 좌축편위
- 후지의 헤미차단 → 우축편위

…라고 하는 룰이 성립됩니다. 전지의 헤미차단에서는 우하로부터 좌전방을 향해 흥분 전파의 벡터가 커져 좌축편위가 생깁니다. 후지의 헤미차단에서는 이 방향이 반대로 됩니다.

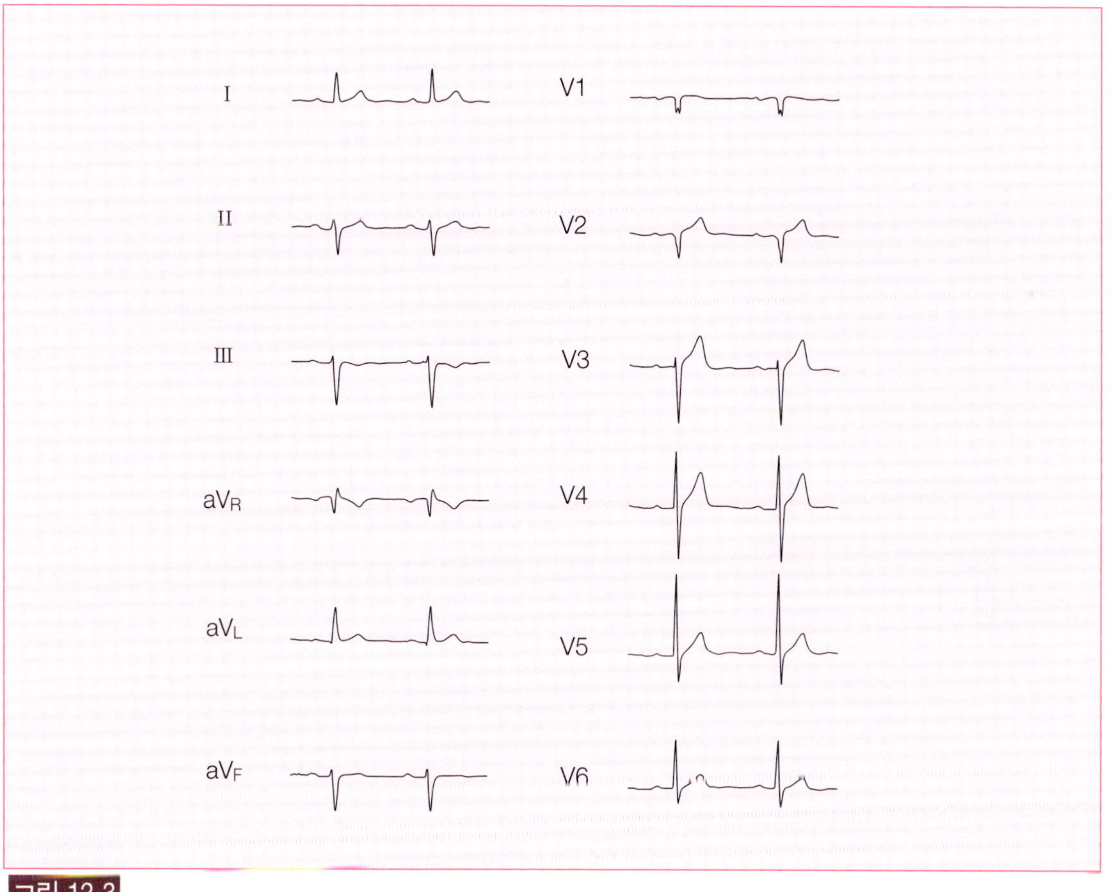

그림 12-3

헤미차단은 종종 기질적 이상을 수반하지 않고 출현합니다. 헤미차단의 축편위와 심장의 해부학적 위치에 의한 축편위를 구별하는 것은 간단하지는 않습니다.

약간의 축편위, 예를 들면 정상 범위인 −30도 ~ +90도를 10도 정도 벗어났을 때보다 30도 벗어나고 있는 편이 헤미차단의 가능성은 높을 것입니다. 그러니까, 진단 기준에도 좌각전지 차단이라면

–45도이던가 그것을 넘는 좌축편위, 우축편위에서는 +120도 이상의 우축편위라고 하는 조건이 포함되어 있습니다.

- 덧붙여 헤미차단에서도 좌각의 일부는 남아 있기 때문에, 심실 전체의 흥분이 종료되는 시간은 그만큼 늘어나지 않습니다. QRS 폭은 정상이던가 약간의 확대에 그칩니다. 그림 12-3은 II 유도가 하향이므로 좌축편위입니다. 좌각전지 헤미차단이라고 진단했습니다.

- 그림 12-2와 어디가 다른지 생각하지 않습니까? 자세하게 말하면 aV_L의 형태나 흉부 유도를 참고로 하고 판단했습니다. 잘못되어 있을지도 모릅니다.

- 그러나, 헤미차단이 있는지 없는지는 원래 절대적인 판단은 할 수 없는 것입니다.

> 헤미차단이 있는지 어떤지를 단정할 수 있다고 생각하는 것에 무리가 있다. 축편위에 의해 겨우 헤미차단의 존재가 시사될 뿐.

- 자세한 수치나 진단 기준을 기억하는 노력은 최소한으로 하고 싶기 때문에, QRS의 형태나 폭까지 포함한 헤미차단의 진단 기준에 대해서는 말하지 않습니다. 이러한 일은 심전도의 자동 진단에 맡겨 주십시오.

- 헤미차단은 흔한 소견이며, 그것만으로는 아무것도 액션을 일으키지 않습니다.

> 자타각 징후를 수반하지 않는 축편위 및 헤미차단은 방치.

사려깊은 심전도의 리포트란

- ST-T 변화, 각차단, 혹은 고전위차라고 하는 소견을 열거하는 것만으로는 심전도 판독의 맛이 나오지 않습니다. 향후 어떻게 대처하면 좋은 것인지 코멘트가 있으면 도움이 되겠습니다.

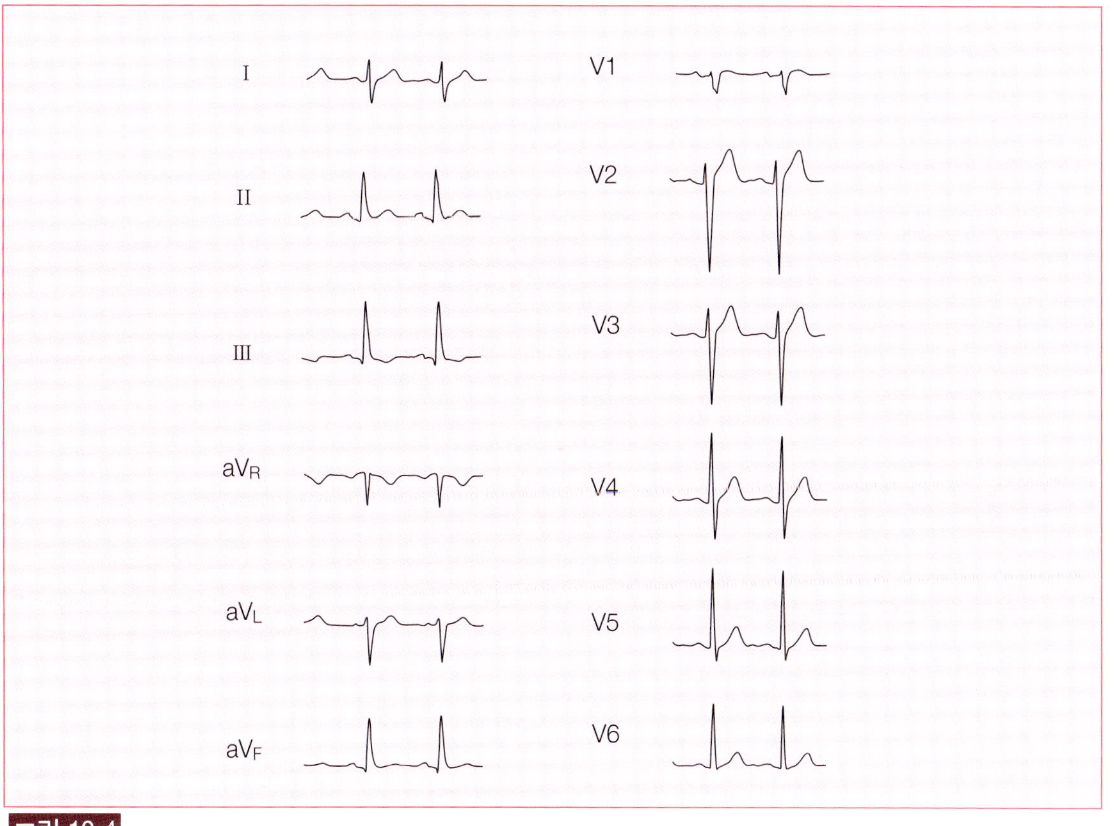

그림 12-4

- 그러나, '한마디 코멘트를 더하려면' 그만한 지식을 필요로 하기 때문에, 메세지를 담은 심전도의 리포트를 쓰는 것은 전혀 간단하지 않습니다.
- 본항의 테마인 축편위에 대해서 두가지 상황을 생각해 봅시다.
  ① 첫 번째의 경우는 하지 골절로 수술이 예정되어 있는 호리호리한 몸매의 20세 남성의 매우 경미한 우축편위(그림 12-4)
  ② 또 한사람은 부인과의 수술을 앞둔 살찐 72세 여성의 우축편위
  … 모두 우축편위 외에는 눈에 띄는 이상은 없다고 합니다.

- 여기서, '우축편위'라고만 쓰고 리포트를 보내면, 성형외과와 부인과의 선생님은 곤란해집니다. 오퍼레이션 전날의 라운드에서 처음으로 심전도를 본 마취과의사는 「뭐지, 알 수가 없네. 심에코 부탁해 놓을까」라고 하겠지요.

■ 좀더 생각이 잘 미친 리포트도 있겠지만, 하나의 예를 들면…

① 첫째 예에서는「입위심이고, 또한 약년자에서는 태아기의 우심부하의 흔적이 있으므로, 우축편위 경향이 있는 것이 자연」이라고 생각했습니다. 드물지 않게 20세를 지나도 우축편위의 경향이 남아 있습니다. "수술전의 대처는 불필요" 라고 하는 코멘트를 추가하기로 하겠습니다.

② 둘째 예에서는「호흡곤란이나 폐색전증에 전형적인 심전도 변화가 없어도, 와상중의 고령자에게 우축편위가 있다면 폐색전증의 룰 아웃이 필요」하다고 생각했습니다. 심박수가 높다면, 한층 더 가능성이 높아집니다. 그래서, "폐색전증을 생각하게 하는 증상은 없습니까. 산소 포화도는 정상적입니까. 가능하면 심에코를 봐 두고 싶은 분입니다" 라고 코멘트했습니다.

Chapter 13

큰 T파와 작은 T파

큰 T파와 작은 T파

T파의 방향

- 아래를 향하고 있는 T파는 허혈성 심질환이나 심비대의 진단에 유용합니다.

- 한편, T파가 위를 향하고 있는 것은 정상으로, 그 크기에는 상당한 개인차가 있습니다. 상향 T파는 그 크기를 논해도 그다지 의미가 없습니다. 그래서 결론을 먼저 말하면,

> 위를 향하고 있는 T파는 정보가 되지 않는다.

…라고 하는 것입니다.

심전도의 텍스트에서는…

- 대동맥판질환을 생각해 보겠습니다.

- 대동맥판 협착과 대동맥판 폐쇄부전은 각각 압부하와 용량부하의 대표입니다. 대동맥판 개구부가 좁아지면, 상지에서 측정한 수축기 혈압이 120 mmHg에서도 좌심실내의 수축기압은 쉽게 200 mmHg를 넘습니다. 이 압부하의 탓으로 좌심실벽의 활동전위 파형은 변화하게 됩니다.

- 대동맥판 폐쇄부전에서는 대동맥에 내보낸 혈액의 일부가 다시 좌심실에 되돌아 옵니다. 만약 절반이 역류해 오면, 전신에 5L/분의 혈액을 보내기 위해서 좌심실은 10L/분의 일이 필요합니다. 이것이 용량 부하입니다.

- 짐의 중량이 큰 것과 짐의 사이즈가 큰 것에서는 신체에의 부담도 조금 달라집니다.

- 심전도의 텍스트에 실려 있는 룰은…
  - 압부하 → 스트레인 패턴
    (ST의 저하)
  - 용량부하 → T파가 높아진다

  …라는 것입니다.

- 그렇다고는 해도, 대동맥판 협착과 대동맥판 폐쇄부전의 양쪽을 겸비하면 심전도 소견도 복잡해지고 중증화할 때까지 대단한 심전도 변화가 보이지 않는 케이스도 드물지 않습니다. 특히 용량부하에 대해 T파로부터는 신뢰할 수 있는 메세지는 얻을 수 없습니다.

I파승고는 용량부하의 기준으로서는 사용할 수 없다.

- 심전도 변화로 판막증을 진단하는 것이 아니라, 심에코를 본 다음에 「압부하나 좌심실 비대에 알맞는 ST-T 변화가 있다」든가 「이 T파는 용량부하를 시사하고 있다」라고 납득할 정도로 좋습니다.

평저T파의 기준은 여러가지

- 평저T파도 flat T도 자주 듣는 용어입니다. 평탄 T파라고도 말합니다. T파가 R파의 높이의 1/10 이하일 때에 평저T파라고 하는 것 같습니다만, R파가 어느 정도의 크기(10 mm 이상)를 가지고 있는 것이 조건이 됩니다

- 이러한 조건은 심전도의 리포트를 쓸 때에는 필요한 지식입니다. 덧붙여서 필자는 오랫동안 R파의 높이에 조건이 있는 것을 몰랐습니다. 내상이 되는 유도도 I, II, aV_L, V4 ~ V6만이라고 명기하고 있는 텍스트도 있고, R파의 1/20 이하라고 하는 기준도 있습니다. 자신이 좋아하는 기준을 사용하면 좋습니다.

- 평저T파가 예후와 관련하는 것은 사실입니다.

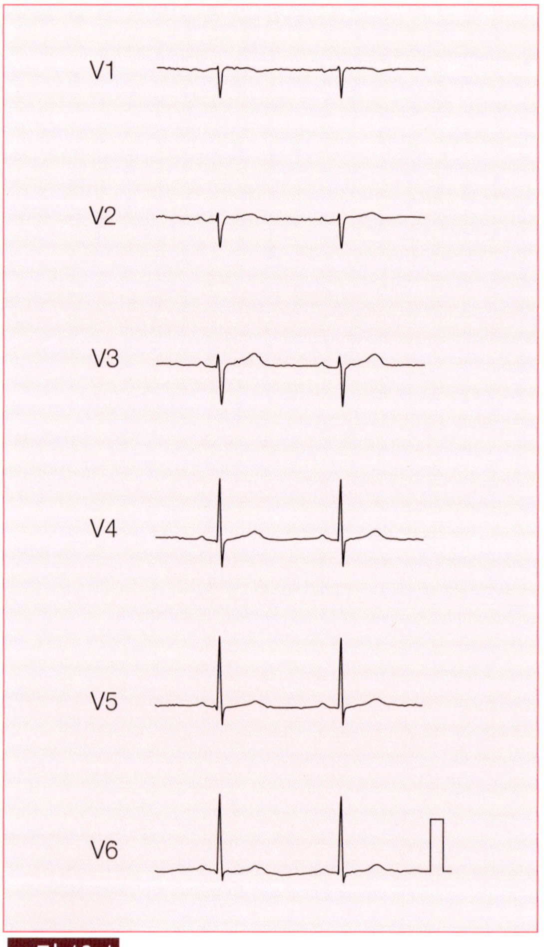

그림 13-1

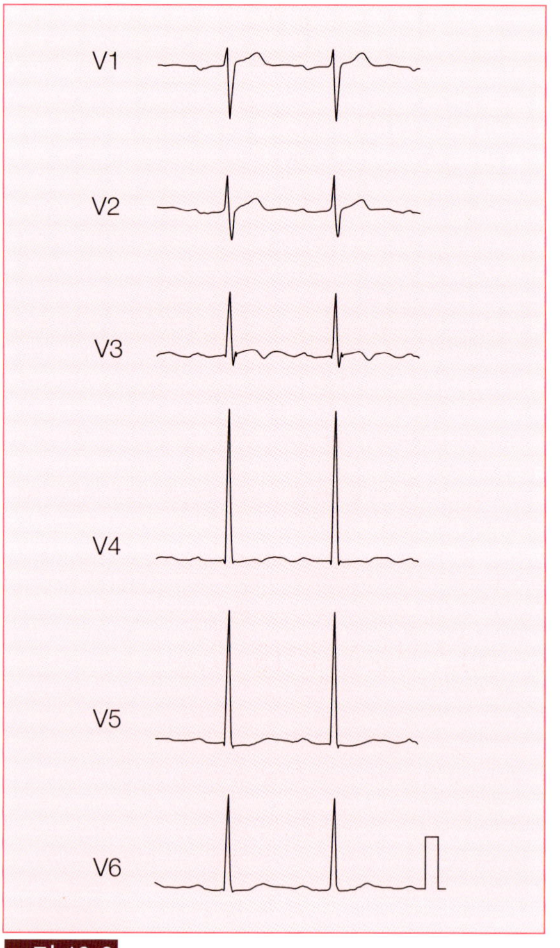

그림 13-2

- 10여년의 관찰 기간의 평저T파 환자에서 사망률이 수배가 된다고 하는 보고도 있기 때문에, 평저T파는 비정상인 심전도 소견입니다.

- 그런데, 허혈성 심질환에 수반하는 자타각 징후나 심비대를 생각하게 하는 R파 증고 등의 소견이 부족할 때의 평저T파는 그다지 의미가 없습니다.

- 그림 13-1의 V4 ~ V6의 T파는 조금 작습니다.

- 위에서 말한 기준에 들어맞는지 어떤지 미묘합니다만, 대략적으로 「평저T파」라고 단언해 주십시오. 정확한 측정에 집착하는 자세야말로 심전도 판독력 향상을 방해합니다.

이 심전도에서는 R파의 증고도 ST 부분의 저하도 확인되지 않습니다. 심전도 소견으로서는 평저T파뿐이므로, 무증후의 사람에게서 기록되고 있다면, 새로운 검사는 필요없을 것입니다.

반복합니다만, 이하의 네 가지가 모두 만족하지 않으면 평저T파는 무시해 주십시오.

- 증후(+)
- R파증고
- T파의 변형
- ST 저하가 없다

예를 들면, 그림 13-2에서는 V4, V5 근처에서 T파 그 자체가 보이지 않습니다. V3에서는 T파가 이봉성으로 뒤틀리고 있는 것처럼 보입니다. 이쪽은 좌심실벽의 비후가 확인되고 있었습니다.

T파의 정상역에 기준 없음

높은 T파는 가끔 허혈성 심질환에서 확인됩니다. hyperacute T라고 하는 용어도 있습니다. 심근경색의 급성기는 ST 상승이 주된 소견입니다만, ST 상승에 앞서 T파가 크고 뾰족해진다고 말하고 있습니다.

그런 급성기에 심전도를 기록하는 일은 드물기 때문에, hyperacute T파는 일상적으로 조우하는 것이 아니라 반드시 환자의 증상을 고려하여, 그 의미를 부여해야 합니다.

그림 13-3은 협심증상이 있는 환자에게 운동부하 시험을 실시했을 때의 심전도입니다. 베이스라인에서 V3, V4에 음성 T파가 보이기 때문에, 사실은 운동 부하 시험을 실시해야 하는 것은 아니었습니다.

운동부하에 의해 현저한 ST 상승을 일으키고 있고, 고도의 심근허혈이 일어나고 있습니다. 좌주간부 동맥이나 좌전하행지의 근원에 고도의 협착이 존재하는 것이라고 추측합니다. 발조의 관동맥협착에서는 ST 상승은 생기지 않습니다.

그 후, 이와 같이 선단이 뾰족한 큰 T파를 확인했습니다. 이러한 경과로 봐서 이 큰 T파는 강한 심근허혈을 반영한 것이라고 생각됩니다.

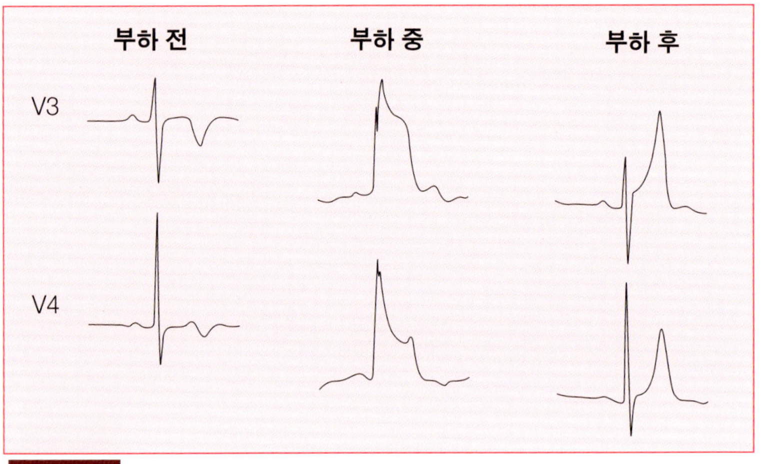

그림 13-3

- 부하시험을 실시했던 것은 적절하지는 않습니다만, 이후에 곧바로 관동맥재건술의 준비를 했습니다.

- 그림 13-4는 심근허혈과는 관계가 없는 T파입니다. 꽤 큰 T파로 눈에 띕니다. 그림 13-3과 어디가 다른가하면 잘 알 수 없습니다.

- T파고의 정상역에 대해서는 보편적인 기준은 없습니다.

T파고에 의미가 있는 정상치는 없다.

- 강한 허혈에 의한 첨예 T파는 증상이나 그 후의 심전도 변화로 아는 것이며, 파형의 높이나 형태로 확정할 수 있는 것은 아니라고 생각해 주십시오.

끝맺음이 없는 T파

- 가끔 그림 13-5와 같이 T파의 마지막이 어딘가 확실치 않은 심전도가 있습니다. T파와 U파가 늘어서 있다고 보고 T-U파라고 부르는 일도 있습니다.

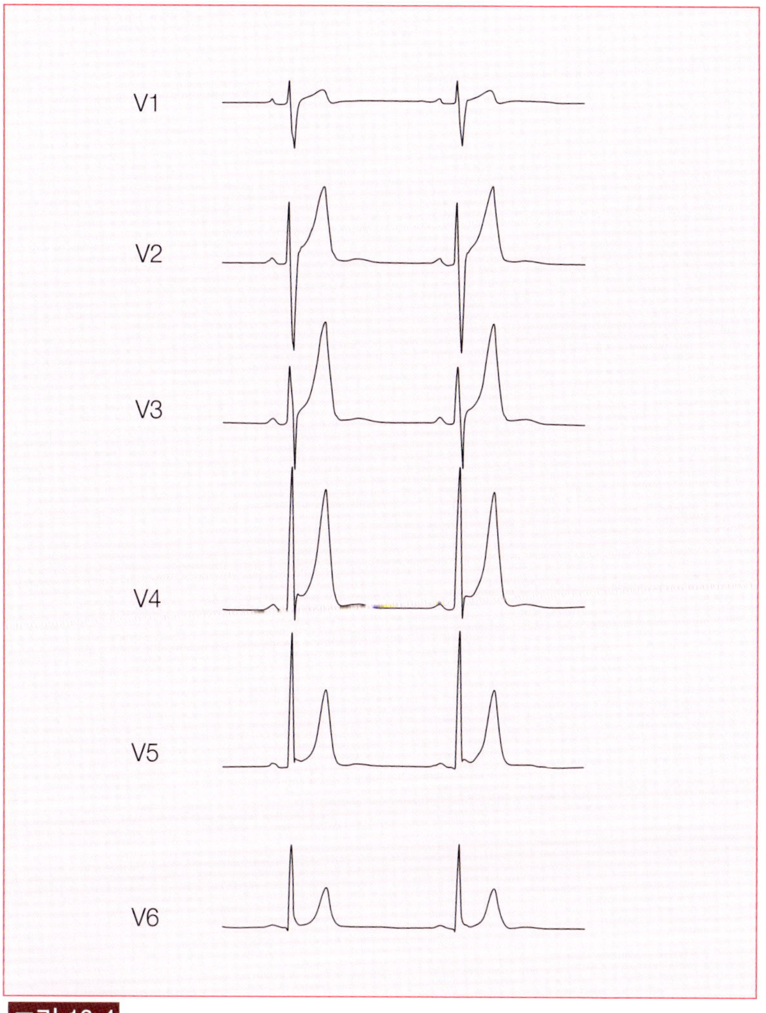

그림 13-4

왜, 이런 파형이 되는지는 확실하지 않습니다. 동물 실험에서 심실근의 일부에 활동전위 지속시간이 연장하기 쉬운 세포가 존재하는 것이 보고되고 있습니다. 좌심실은 그만한 두께가 있습니다만, 중층의 심근군의 전기생리학적 성질은 독특해서 U파의 형성에 관여하고 있다고 하는 가설이 있습니다. 이 정도의 T-U파는 병적인 의미는 없습니다. 대개 선천성 QT 연장증후군과도 다른 것입니다.

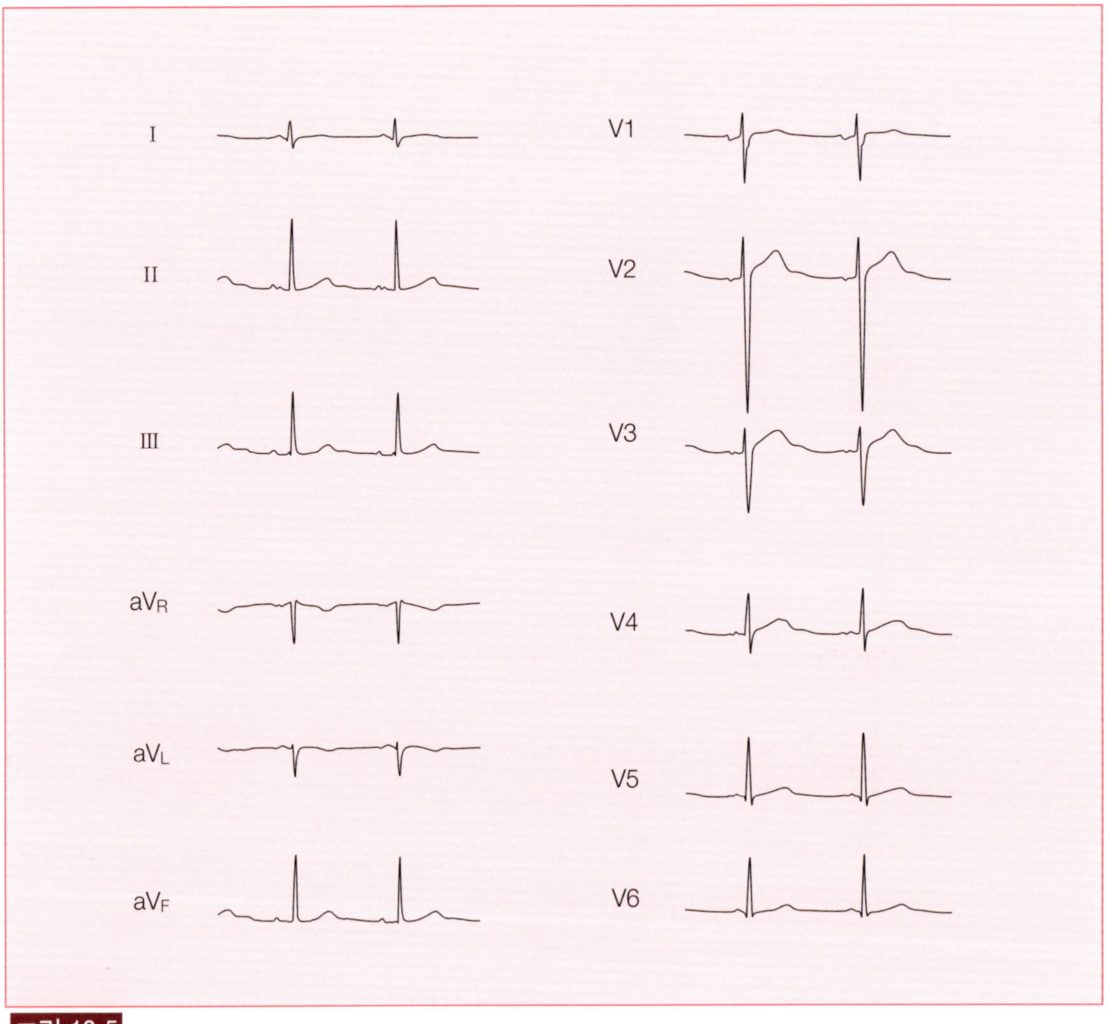

그림 13-5

선천성 QT 연장증후군

- 선천성 QT 연장증후군의 T파는 유전자 이상의 종류에 따라 다릅니다. 어느 유전자 이상이 어느 형태의 QT 연장을 유발하는가를 기억할 필요는 없습니다. 만약 한번도 세세한 분류를 만나지 않았다면, 원래 필요가 없는 지식인 것입니다.

- 선천성 QT 연장증후군은 아닌 것 같지만, 왠지 모르게 T파가 이상한 형태를 하고 있는 분이 있습니다. 재분극(심근의 흥분이 끝나는 것)을 주관하는 칼륨 전류의 이상은 다양한 원인이 있습니다. 지

금까지 보고되고 있는 유전자 이상 외에도, 아직 해석되어 있지 않은 것이 여러 가지 숨어 있다고 예상됩니다. 왠지 이상한 형태의 T파구나라고 생각했을 때는 잠재적인 칼륨 전류의 이상을 가지고 있을 가능성이 있습니다.

- 그 T파의 이상이 부정맥의 위험도와 관계하는지 어떤지는 연령 나름입니다. 성인이라면, 아마 문제는 없을 것입니다. 소아의 경우는 꽤 대처가 어려워집니다. 무증후인데 전문의에게 컨설트하는 것도 내키지 않습니다. 그런데도 소아과에 걸리는 년령이라면, 한 번 전문의에게 심전도를 보이는 편이 무난하겠지요.

정리

여러 가지 써 왔습니다만,

> 상향의 T파를 진단이나 치료에 활용하는 것은 그다지 기대할 수 없다.

- T파는 '양파' 입니다. 양파의 껍질을 벗겨 가도, 거기에 아무것도 존재하지 않다면, 얻는 것은 적습니다. 그다지 내용은 없기 때문에, 어렵게 생각하지 말아 주십시오.